Veine cave supérieure et Azygos

DÉFINITION : *v. cave supér. résume : toute la circulation veineuse* :

1° *SUS-DIAPHRAGMATIQUE* : tête, cou, membre supérieur,
2° PAROIS DU TRONC et de la PLUS GRANDE PARTIE DU RACHIS, *par l'intermédiaire du système des v. azygos.*

EMBRYOLOGIE : deux faits doivent être étudiés :

  A. **Transformation du système veiveux primitif pair** *en un système veineux impair et droit par ses troncs principaux* :
    en effet : primitivement :

    2 CANAUX DE CUVIER, recevant sang des *v. jugulaires et v. cardinales,*
    forment les deux v. caves supérieures primitives :
    seule la v. cave supérieure droite persiste : en effet :
    les deux canaux de Cuvier se redressent de chaque côté du *sinus de His,* leur collecteur commun,
    une anastomose transversale s'établit entre eux :
      p. sus-jacente de v. c. supérieure g. est drainée par l'*anastomose*
        qui devient T. v. Br.-C. gauche,
      p. sous-jacente de la v. c. supérieure s'atrophie, donnant, après
        s'être séparée de l'anastomose et de haut en bas :
          pli vestigial,
          v. oblique de l'oreillette g. (Marschall),
          sinus coronaire,

    V. CARDINALES subissent aussi modifications importantes :
    v. cardinale droite comprend *deux portions* :
    supérieure : forme *v. grande azygos* qui se jette dans le *canal de Cuvier,* devenu V. C. S.,
    inférieure : entre dans la constitution de V. C. I.,

    v. cardinale g. doit être envisagée dans ses *deux moitiés* :
    supérieure : par suite de la disparition de la v. c. sup. gauche, est obligée de changer de direction, s'anastomose transversalement avec la moitié supérieure de la v. cardinale droite, formant l'*hémi-azygos sup. et infér,*
    inférieure : va former *v. iliaque primitive gauche.*

SINUS DE HIS est *absorbé par l'oreillette droite* dont il va formé la paroi postérieure jusqu'au point où s'abouche la partie supérieure de la v. c. inférieure primitive ;

B. **Prédominance des canaux longitudinaux sur le syst. métamérique :**

chez les animaux inférieurs (annelides), la circulation veineuse de chaque *segment* est isolée dans chaque métamère et formée par :
anneau veineux péri-médullaire,
anneau veineux péri-rachidien,
arc antérieur des v. intercostales,

chez l'homme : drainées par canaux longit. prédominants qui forment *série des v. azygos,* de haut en bas :
région cervicale : v. vertébrale et v. jugul. postérieure,
région dorsale : azygos proprement dites,
région lombaire : v. lombaires ascendantes,
région sacrée :
v. iléo-lombaires,
v. sacrée latérale,
v. sacrée moyenne.

GÉNÉRALITÉS :

origine :

en arrière du 1er *cartilage costal droit* (Luschka-Testut).
ou un peu au-dessous (Charpy),
résulte de la fusion des DEUX TRONCS VEINEUX BRACHIO-CÉPHALIQUES :
a) DROIT : *vertical, court,*
b) GAUCHE : *horizontal, long* (6 cm.), *calibre plus élevé,*
traversant la ligne médiane, formant une courbe à concavité postéro-inférieure ;

direction :

presque verticale : présente cependant *double obliquité :*
en bas et en arrière : plongeante, l'extrémité inférieure plus profonde que la supérieure,
à droite : répondant par une légère concavité à la *crosse aortique* obliquement ascendante ;

terminaison :

oreillette droite : angle antéro-supérieur : se terminant par
sa face antérieure, en arrière de l'auricule droite, beaucoup plus rapidement que par
sa face postérieure, semblant se continuer avec la veine cave inférieure, d'où la description d'une veine cave unique par les auteurs anciens,

orifice : de 2 cm. de diamètre, séparé par un bourrelet de celui de la v. cave inférieure un peu plus postérieur et inférieur,
se projetant :

avant : soit :
    2e *espace intercostal droit,*
    3e *cartilage costal,* près de l'extrémité sternale,
arrière :
    6e *au* 7e *dorsale* ;

dimensions :
    longueur : 7 cm. : un peu variable, suivant surtout le point de fuxion
        des deux troncs d'origine,
    diamètre : 22 mm.,
    épaisseur : 1/2 mm. ;

situation:
    étage supérieur du médiastin antérieur :
    suit le bord droit du sternum, le dépassant :
        peu en dedans,
        beaucoup en dehors :
    divisé en deux portions par le péricarde :
        a) SUS OU EXTRA-PÉRICARDIQUE : portion égale, comme longueur,
        à la suivante, pour les classiques,
        représentant les 2/3 de celle-ci pour Picqué,
        b) INTRA-PÉRICARDIQUE.

RAPPORTS : nous étudierons successivement les *deux portions de la V. C. S.* :

A. **Extra-péricardiques** : ils se font avec :

    avant : de la superficie à la profondeur :
        DEUX PREMIERS ESPACES INTERCOSTAUX, BORD DROIT DU STERNUM
        TISSU CELLULAIRE, *lig. sterno-costo-péricardiques,*
        THYMUS : qui, pour les classiques :
            naissance : recouvre face antér. du cœur,
            quelques jours après : atteint le niveau de la 3e côte,
                sommet souvent bifide remontant devant tronc brachio-
                céphalique gauche,
            adulte : on peut trouver soit :
                glande entre Ire et IIIe côte,
                débris, tissu cellulo-adipeux avec lig. thymo-péricard.
        PAQUET VASCULAIRE MAMMAIRE INTERNE : à 1 cm. bord ster. :
            artère,
            veines : deux, la principale en dedans de l'artère,
            gqnglions lymphatiques : en avant des vaisseaux,
                un ou deux par espaces dans les fossettes de Sauligaux,
        CUL-DE-SAC PLEURAL DROIT et POUMON :
            formant le bord droit du triangle médiastinal supérieur :
            venant de l'articulation sterno-cl., empiétant sur le bord
            externe et face antérieure de la v. c. supérieure,

    dehors :
        PLÈVRE MÉDIASTINE ET POUMON DROIT,

NERF PHRÉNIQUE DROIT dans son *méso pleural* (Lagoutte),
quittant face externe du tronc brachio-céphalique droit, reste
externe et contre la v. c. supérieure ; toutefois, quand celle-ci
devient intra-péricardique, il tend lui-même à s'enfoncer
et à devenir plus postérieur,
accompagné par les *vaisseaux diaphragmatiques supérieurs,*
abandonne, au voisinage du péricarde, des *rameaux péricardiques pour la f. antér. de celui-ci,*

arrière :

en *haut* : elle est en rapport avec :

TRONC BRACHIO-CÉPHALIQUE ARTÉRIEL, montant obliquement
devant la trachée, puis plus haut sur son flanc droit,

TRACHÉE, dans sa moitié droite,

PNEUMOGASTRIQUE DROIT, glissant derrière la bronche droite,
en dedans de la crosse de la v. azygos,

en *bas* :

PÉDICULE PULMONAIRE DROIT, uniquement par sa portion supérieure, reste néanmoins séparée de l'origine de la bronche
droite, surcroisée par la crosse de la v. grande azygos, cotoyée
en dedans par le x droit,

GANGLIONS TRACHÉO-BRONCHIQUES DROITS, logés entre :
trachée, en dedans,
bronche droite, en bas,
plèvre et poumon sus-pédiculaire, en dehors,

dedans :

CROSSE DE L'AORTE, entourée par son péricarde fibreux, con-
tournée par le séreux, dont la corne supérieure du croissant
de réflexion s'insinue entre les deux vaisseaux ;
aorte à gauche, la v. c. supérieure à droite ;
entre les deux vaisseaux, voie d'abord possible de l'origine
de la bronche droite (Ricard) ;

B. **Intra-péricardique** : nous envisagerons ses rapports :

avec le péricarde :

fibreux : elle le perfore,

séreux : elle s'en entoure d'une gaîne incomplète que l'embryologie
permet de comprendre. (nous renvoyons pour éviter des redites, à la
question péricarde : où nous avons étudié le mode de réflexion de ce
péricarde séreux sur le hîle veineux du cœur ;

à l'intérieur du péricarde : elle entre en rapport :

avant :

AURICULE DROITE, allant se coucher dans son lit pré-aortique
limité par les plis aortique et infundibulaire de la gaîne séreuse artérielle,

dedans :

> AORTE : séparée d'elle par *orifice droit du sinus de Theile* limité
> par ces deux vaisseaux latéralement, l'auricule en bas, l'artère
> pulmonaire droite en haut et en arrière des deux vaisseaux,

dehors :

> PLÈVRES ET POUMONS, *par l'intermédiaire du péricarde*,

arrière :

> A. PULMONAIRE DROITE, dans un dédoublement du péricarde
> fibreux,

> VEINES PULMONAIRES DROITES, ·surtout la supérieure, *sous-
> jacente* à l'artère pulmonaire.

BRANCHES COLLATÉRALES :

Iº *régulière* : la veine grande azygos : seule collatérale, très importante :

généralités:

> *origine* : elle se fait au niveau de la 1re *vert. lomb.* ou XIIe *dorsale*,
> fait suite à la veine lombaire ascendante droite,
> *s'unit à la v. cave inférieure* soit par : ·
> *petits rameaux veineux* ou
> *racine interne* ; la v. lomb. asc. étant racine externe,

> *direction* : *deux portions* :
> *ascendante* : longue : parcourant :
> partie toute supérieure de région cœliaque,
> traverse le diaphragme, puis
> · médiastin postérieur dans sa partie inférieure,
> *oblique, courte*, se portant vers la bronche droite, décrivant au-
> dessus d'elle sa *crosse* pour :

> *terminaison* : *v. cave inférieure*, face postérieure, immédiatement au-
> dessus du point où elle perfore le péricarde fibreux,

> *dimensions* :
> *longueur* : 20 à 25 cm.,
> *calibre* : 6 mm. *à son origine*, 10 mm. *à sa terminaison* ;

rapports : nous les envisagerons dans les différents segments :

> a) SOUS-DIAPHRAGMATIQUE : *rétro-péritonéale* ; en rapport, en
> *avant et en dedans* : *v. cave inférieure*,
> *plus en dedans* :
> *citerne de Pecquet* : rétro-aortique ou inter-aortico-cave,
> *corne postérieure du ganglion semi-lunaire droit*,
> s'insinuant entre v. cave et aorte,
> recevant n. grand sphanchnique,

> *dehors* : *cordon sympathique* : *capsule surrénale*,

> *arrière* : *pilier droit du diaphragme*,

    au-dessus et un peu en avant : *deux nerfs sphanchniques,*
se portant en dedans vers le gg. semi-lunaire, le n. petit sphan-
nique sur son bord convexe,

b) TRANS-DIAPHRAGMATIQUE : passant soit par :
orifice spécial : entre pilier principal et moyen, ou par
orifice aortique : quelquefois : Farabeuf,

c) MÉDIASTINAL POSTÉRIEUR : distinguer :

1° PORTION ASCENDANTE : *elle occupe partie droite du médiastin,*
avant : *bord droit œsophage et x droit, cul-de-sac inter-azygo-*
    œsophagien formé par la plèvre médiastine s'insinuant
entre les deux organes et les séparant ; de plus en plus profond à mesure qu'on se rapproche du diaphragme ; uni avec
le fond du cul-de-sac inter-aortico-œsophagien par le ligament de *Morrosow,*
ganglions diaphragmatiques postérieurs sur le diaphragme,

dehors : *plèvre médiastinale* : dans laquelle veine s'enfonce,
marquant progressivement, à mesure qu'elle monte, une
dépression sur le poumon sous-jacent ;
la plèvre, d'autre part, s'applique sur les veines intercostales qui viennent à droite se jeter dans la grande azygos,

dedans : *aorte thoracique* : la veine monte près de son flanc
droit, s'en écartant en haut pour surcroiser la bronche
droite, tandis que l'aorte fait sa crosse sur la bronche gauche :
d'où l'existence du petit *triangle inter-azygo-aortique* que
nous étudierons dans un instant,

arrière :
a. intercostales droites croisant en échelle :
canal thoracique, dans l'angle intercosto-aortique, sur la
face postérieure de l'aorte, donc plutôt en dedans,
colonne dorsale : ap. pré-vertébrale : plus loin, sans rapport
direct ;

2° PORTION OBLIQUE : TRIANGLE INTER-AZYGO-AORTIQUE,
ce triangle est formé par la divergence des deux vaisseaux à
partir de la 6e vertèbre dorsale (triangle de Schwartz) ; la
veine grande azygos est, à ce niveau, en rapport :

avant :
directement avec :
œsophage, qui forme le fond du triangle ; elle en contourne
le bord droit pour se jeter au-dessus de la bronche droite,
pneumogastrique droit, sur œsophage,
a. bronchique droite, née de la face antér. de l'aorte,
plus en avant, sans rapport direct :
bronche droite, face postérieure, avec :
plexus pulmonaire,
veines bronchiques,

a. et v. pulmonaires droites, sur un plan encore plus antérieur, séparées, l'artère par la bronche, les veines par
l'œsophage puis la bronche,

à gauche :
aorte et canal thoracique,

à droite :
plèvre médiastine et poumon droit, dans lequel la veine peut
parfois s'enfoncer assez pour limiter le *lobule de l'azygos
de Wrisberg,*

arrière :
a. intercostales droites, croisant seule la veine pour rejoindre
en dehors d'elle leurs veines satellites,
colonne dorsale, beaucoup plus loin et s'écartant au fur et
à mesure où la veine s'approche de la bronche droite ;

3º CROSSE : *enjambe la bronche droite :* passant
en dehors du x droit,
au-dessus de la bronche et de l'a. pulmonaire droite sous-jacente
et antérieure,
entre les ganglions trachéo-bronchiques droits ;

branches :
en avant :
v. bronchique droite : se jetant niveau de la crosse *g.* azygos,
v. œsophagienne, médiastine, péricardiques postérieures,

à droite :
v. intercostale supérieure droite, au-dessous, échelonnées sur tout
le bord droit de la grande azygos, les
8 dernières v. intercostales droites,

à gauche :
v. petite azygos supérieure :
à gauche de la col. vertébrale, sur son flanc,
derrière l'aorte,
croisant ce gros tronc artériel en arrière pour se jeter dans la
veine grande azygos vers la viie dorsale, soit :
a) tronc unique avec v. petite azygos inférieure,
b) directement,
reçoit les
v. intercostales g. de la iiie à la viie,
les deux premières intercostales formant la veine intercostale supérieure g. allant T. br. g. ou sous-cl. g.,
v. bronchique g., médiastine, œsophag. g., etc.,
v. petite azygos inférieure,
commence au niveau de la 1re lombaire par trois racines :
a) r. venant de la v. lomb. ascendante g.,
b) r. tronc réno-azygo-lombaire,
c) r. interne de la cave inférieure (très rare),

monte sur le flanc g. de la colonne, à g. de l'aorte,
croise comme la v. 1/2 azygos supérieure la face post. de
l'aorte et du canal thoracique, soit :
    a) isolément : vers ixe ou x^e dorsale,
    b) tronc commun avec la supérieure,

reçoit : soit :
    5 *dernières v. intercostales g.* ou
    3 *dernières seulement,* et alors :
      v. intercostales des 9e *et* 8e *espaces se jettent directement* dans
      g. azygos entre la terminaison des deux hémi-azygos ;

II° *Inconstantes* :
    v. thyroïdienne inférieure droite,
    v. thyroïdienne médiane,
    v. thymiques, etc.,
    v. mammaire interne : exceptionnellement.

ANASTOMOSES : elles se font :

A. **entre les deux v. caves supérieure et inférieure,** par :

    a) **système des azygos** : grande anastomose étendue entre la v. cave
      inférieure et la supérieure ; en effet, les azygos sont en communi-
      cation avec des branches de la v. c. inférieure, qui sont :
      v. sacrées latérales, iléo-lomb., lombaires ascendantes,
      tronc réno-azygo-lombaire,
      v. diaphragmatiques supér. et inférieure,
      v. intercostales infér. et abdominales,
      plexus rachidien drainé à la fois par :
        v. lombaires et sacrées, d'une part, et
        v. azygos, d'autre part ;

    b) **v. mammaires internes et thoraciques,** anastomoses avec :
      v. abdominales antérieures et épigastriques ;

B. **entre système cave et système porte,** par :
    a) **anneau péri-œsophagien** (varices œsophag. des cirrhoses),
    b) **v. portes accessoires,**
    c) **v. de Retzuis.**

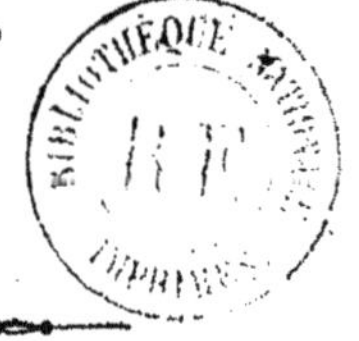

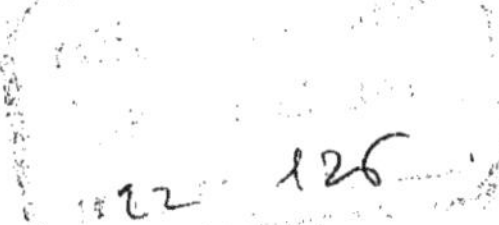

Tronc cœliaque et ses branches

DÉFINITION : branche de l'aorte abdominale, dont les terminales vascularisent les viscères de l'étage supérieur de l'abdomen : rate, estomac, pancréas, foie.

EMBRYOLOGIE : il faut envisager successivement celle de :

    1º **tronc** : provient de la 10e *branche segmentaire abdominale* de l'aorte, constituant *l'une des quatre racines primitives de l'artère omphalo-mésentérique* ; qui s'est secondairement atrophiée ;

    2º **branches** : en relation avec *développement et orientation des viscères* qu'elles vont vasculariser ; commandée tout spécialement par la formation de l'arrière-cavité des épiploons, la disposition de la rate, du pancréas; en rapport, par conséquent, surtout avec le développement de la poche gastrique (voir question : rapports de l'estomac).

GÉNÉRALITÉS :

    origine : un peu variable : disque xiie D., ire L. ;

    direction : *bas, à droite, en avant* ;

    terminaison : variable, soit :

        TRIFURCATION : *hépatique, splénique, coronaire stomachique,*

        BIFURCATION : *hépatique, splénique,* la coronaire naît en collatéral ;

    dimensions :

        LONGUEUR : 10 à 14 mm.,

        CALIBRE : 5 à 8 mm.

LE TRONC CŒLIAQUE : centre la **région cœliaque** de Luschka :

    limitée :

    arrière :

        COLONNE DORSO-LOMBAIRE : xie et xiie D., ire et iie L.,

        AORTE : médiane, reposant sur saillie corps vertébraux,

    latéralement :

    droite :

        PILIER DROIT DU DIAPHRAGME, volumineux, saillant,

        V. CAVE INFÉRIEURE, plus à droite :

            le *tronc cœliaque croise face antérieure de l'aorte* sur laquelle il repose, *atteint le pilier droit*, entre en **rapport** direct avec lui, reste *à distance de la v. cave inférieure*,

    gauche : à son origine, répond :

        PILIER GAUCHE DU DIAPHRAGME et M. DE TREITZ,

        capsule surrénale gauche plus en dedans,

PETITE COURBURE DE L'ESTOMAC ; sur un plan plus superficiel :
    dans sa portion *verticale* :
        pour les classiques : voisinage du *cardia*,
        pour Descomps : *partie moyenne du segment vertical* de la petite
          courbure,

haut :
    ENTRECROISEMENT fibreux des PILIERS DIAPHRAGMATIQUES,

bas : de la profondeur à la superficie :
    PANCRÉAS : niveau isthme :
        classiques : limite le COL en haut,
        Rio-Branco et les *modernes* : *situation variable*,
          reste *au-dessus de l'isthme* ; l'artère gastro-duodénale limite
           celui-ci en haut,
          atteint l'isthme : parfois
          recouvert par lui : exceptionnellement :

    PYLORE : b. supérieur du canal pylorique :
        on voit que la petite courbure de l'estomac par les deux segments *encadre*
        à gauche et en bas le tronc cœliaque.

avant : pour *arriver sur le tronc cœliaque*, il faut :
    relever LOBE CARRÉ et bord inférieur du LOBE DE SPIEGEL qui
        tombe en couvercle sur la région,
    abaisser le PYLORE,
    traverser le PETIT ÉPIPLOON, dans sa pars flaccida,
    passer dans le VESTIBULE DE L'ARRIÈRE-CAVITÉ, dont :
        la paroi postérieure est formée par PÉRITOINE PARIÉTAL POSTÉ-
        RIEUR qui recouvre immédiatement région cœliaque,

  contenant :
    autour du tronc cœliaque :
        PLEXUS SOLAIRE : qui lui est appendu avec
          ganglion semi-lunaire droit : dont la corne droite glisse entre
           aorte et v. cave inférieure, recevant par :
             corne droite : n. grand splanchnique,
             corne gauche :
                classiques : x droit, formant avec le n. grand splanchnique
                  l'anse mémorable de Wrisberg,
                Laignel-Lavastine : la branche droite du x droit qui, par
                  sa branche gauche, se jette corne droite du gg. semi
                  lunaire g. d'où deux anses mémorables,
             convexité : n. petit splanchnique,
             concavité : rameaux du nerf phrénique,

          ganglion semi-lunaire gauche, reposant sur le pilier gauche :
           recevant :
             Laignel-Lavastine : mêmes afférents qu'à droite,
             classiques : semblable aussi, mais pas d'anse mémorable
                de ce côté,

    V. CORONAIRE STOMACHIQUE : qui croise le tronc cœliaque de droite
        à gauche, se jetant soit dans le
          tronc de la v. porte,
          v. mésentérique supérieure,

    GG. LYMPHATIQUES PRÉ-AORTIQUES :
        formant l'une des quatre chaînes afférentes de la citerne de
        Pecquet, (voir question canal thoracique).

au-dessus de lui :
    A. DIAPHRAGMATIQUES SUPÉRIEURES, XII⁰ D.,
    GANGLIONS PHRÉNIQUES INFÉRIEURS *de Rieffel*,

au-dessous de lui :

A. MÉSENTÉRIQUE SUPÉRIEURE : 1ʳᵉ L. ou disque 1ʳᵉ, 11ᵉ L.,
GANGLIONS AORTICAUX-RÉNAUX,
GG. MÉSENTÉRIQUES SUPÉRIEURS et *plexus* de l'artère,

latéralement, sur un plan postérieur à lui :

droite :

CANAL THORACIQUE : CITERNE DE PECQUET,
ARTÈRES CAPSULAIRES MOYENNES et LOMBAIRES,
ÉLÉMENTS PASSANT DANS LE PILIER DROIT : en particulier *v. lombaire ascendante*,

gauche :

A. CAPSULAIRE MOY. et LOMBAIRE,
GANGLIONS JUXTA-AORTIQUES GAUCHES :
ÉLÉMENTS DU PILIER GAUCHE, *en particulier* canal *v. réno-azygo-lombaire* (Lejars).

LES BRANCHES TERMINALES DU TRONC CŒLIAQUE :

I. — **a. hépatique** :

direction : trois portions :

DESCENDANTE, *pariétale*, courte,
HORIZONTALE, avec légère concavité supérieure : a. hépatique comm.,
ASCENDANTE, presque verticale, a. hépatique propre,

terminaison : variable : niveau hile du foie, en :

BIFURCATION : deux branches droite et gauche : habituelle,
TRIFURCATION : parfois même QUADRIFURCATION *(crurciale)*,
le plus souvent, les br. des deux éminences portes naissent comme des collatérales des br. droite et gauche de l'artère hépatique propre,

rapports : à considérer dans ses divers segments :

1º **pariétal** :

avant : PÉRITOINE PARIÉTAL, qu'elle soulève ; formant *racine de la faux* ou mieux du pli de l'artère hépatique,

arrière : PILIER DROIT DU DIAPHRAGME, la séparant de *v. cave inférieure* qui reste un peu en dehors et à droite d'elle,

2º **ligamentaire** : horizontal : dans le plancher du vestibule de l'arrière-cavité, à la limite g. de celui-ci :

LE PLI DE ARTÈRE HÉPATIQUE :

constitué par : *trois bords* :
postérieur : *pariétal*, racine,
inférieur : *adhérent*, se perdant sur le duodéno-pancréas, d'où son nom de *lig. pancréatico-duodénal*,

supérieur : libre, saillie légère, qui s'oppose à la faux de l'artère coronaire stomachique, limitant avec elle le *foramen bursae omentalis*, qui donne accès dans l'arrière-cavité proprement dite,

contenant :

A. HÉPATIQUE,
PLEXUS PÉRI-ARTÉRIEL, en continuité plexus cœliaque,
2 OU 3 GANGLIONS lymphatiques,

3° **épiploïque** : petit épiploon : monte dans :

    LIG. HÉPATO-DUODÉNAL : portion droite du petit épiploon,
        constitué par les deux feuillets pré et rétro-stomacal, montant
          s'attacher sur les deux lèvres du hile du foie et la portion
          postérieure du sillon longitudinal gauche,

     contenant :

       V. PORTE, organe le plus postérieur, avec :
       A. HÉPATIQUE, qui contourne le flanc g. de la v. porte en
         hélice ; successivement
           en arrière,
           à gauche,
           en avant de son bord gauche,
         abandonnant là des collatérales,
         accompagnée par

       CHAINE GANGLIONNAIRE DE L'ARTÈRE HÉPATIQUE,
        recevant la chaîne gastro-épiploïque droite,

       PLEXUS NERVEUX péri-artériel,
       VOIE BILIAIRE PRINCIPALE, sur le flanc droit de la v. porte,
        loin de l'artère hépatique,
        recevant le canal cystique, qui s'y termine de façon
        variable, en hauteur et en situation, circonscrivant en
        partie l'important triangle des voies biliaires de Budde,
        accompagnée par chaîne ganglionnaire du cystique, puis
        du cholédoque, avec ganglion important au confluent
        biliaire inférieur (Quénu),

     se mettant en rapport :

       avant : LOBE CARRÉ, qu'il faut soulever pour explorer la
       région,

       arrière : HIATUS DE WINSLOW, qu'il limite :
        en avant : limité d'autre part,
        en arrière : *v. cave infér.* et mésohépato-cave,
        en haut : *tubercule caudé,* lobe Spiegel,
        en bas : *première portion du duodénum,*

4° **hilaire** : à sa division : à 2 cm. au-dessous du hile :
    BIFURCATION ARTÉRIELLE est :
      RÉTRO-BILIAIRE et un peu *à gauche* de la bifurcation ou mieux
      du confluent biliaire supérieur,
      HYPO-PORTALE, au-dessous de la bifurcation de la veine porte,
      DEVANT SON TRONC,
       en sorte qu'au niveau du hile du foie, on trouve,
      d'avant en arrière, de gauche à droite et de bas en haut :
       canal hépatique et son confluent,
       a. hépatique, sa bifurcation,
       v. porte et sa bifurcation,

      ces rapports sont rendus plus complexes de par la présence de :
       lymphatiques : pré et rétro-artériels,
       v. portes accessoires venant de :
        v. ombilicales,
        v. cystiques profondes, épiploïques,
        v. coronaire stomachique parfois,
        vaso-vasorum des vaisseaux profonds,

       a. hépatiques accessoires : venant de :
        tronc cœliaque, par coronaire stomachique,

mésentérique supérieure,
groupe para-ombilical de Lignerolles,
nerfs venant :
  sympathique et splanchnique, derrière veine, artère et
    canal hépat. (Latarget),
  pneumogastrique, du x g. forme le plexus.
branches :
  terminales :
    BRANCHE DROITE : *oblique, longue, bifurquée* :
    constituant PÉDICULE LOBE DROIT FOIE, avec :
      arrière : v. porte : br. droite, courte et grosse,
          branche postérieure de a. hépatique droite, en position
            épi-veineuse,
      haut : br. droite canal hépatique,
      bas : c. cystique : elle limite le 3e côté du triangle biliaire de
          Budde, dont le fond est formé par br. droite de v. porte,
          abandonne dans ce triangle l'artère cystique si importante,
          nous y reviendrons plus loin,
    BRANCHE GAUCHE, *verticale, courte, étroite,*
    constituant PÉDICULE LOBE GAUCHE FOIE, avec :
      arrière : br. gauche, longue, étroite, v. porte,
      avant : br. gauche c. hépatique, qui la croise pour se placer au-
          dessus d'elle dans le pédicule lobaire,
    formant, par ses *collatérales* :
      a) PÉDICULE LOBE SPIEGEL, constitué par :
        artère : br. de a. hépatique gauche, au-dessous du c. hépa-
            tique g. et de la branche g. de la v. porte,
        veine : venant branche droite v. porte,
        canal hépatique : allant br. droite du canal hépatique prin-
            cipal,
      b) PÉDICULE LOBE CARRÉ, formé par :
        artère : venant plus souvent de la bifurcation de a. hépa-
            tique propre ou de sa branche g. sous-jacente au
        canal biliaire et veine,
  collatérales :
    v. épiploïques, ganglionnaires,
    a. pancreatica magna de Haller, inconstante,
    a. duodénale supérieure : 1re portion duodénum,
    A. GASTRO-DUODÉNALE : importance considérable :
      origine : niveau coude artère hépatique commune, auquel fait
          suite a. hépatique propre,
      direction : bas, en avant, à droite,
      rapports :
        avant : péritoine : limitant, par son accolement à ce niveau,
            l'arrière-cavité des épiploons ; au-dessous
            duodénum D. 1 : union de la portion fixe et mobile :
            sillon dont le fond est formé par :
        arrière : col et tête pancréas : c'est là qu'on va chercher et
            lier l'artère dans la pylorectomie : rapports importants
            avec *ganglions rétro-pyloriques*, qu'il faut enlever d'un
            bloc avec la tumeur,

à droite : contourne flanc g. du *tubercule sus-rétro-duodénal* de Wiart, qui s'enfonce dans l'espace inter-porto-cholédocien,

branches terminales :

a. pancréatico-duodénale, donnant deux branches, l'une collatérale *P. D. S. D.*, l'autre terminale *P. D. I. D.*, toutes deux anastomotiques avec branches homologues de l'artère mésentérique supérieure, formant avec elles *deux arcades* anastomotiques qui :
    classiques : *rétro et pré-pancréatiques*,
    Wiart : *rétro-pancréatiques* toutes deux,

A. PYLORIQUE :
origine : p. initiale a. hépatique propre,
direction et rapports : deux portions :
    descendante, épiploïque, avec v. pyloriques,
    transversale, sus-pylorique, anastomotique par ses
br. terminales, avec a. coronaire stomachique, comme nous le verrons plus loin,

A. CYSTIQUE : variable, deux types :
a. courte : vient de la br. droite a. hépatique, atteinte presque de suite col vésicule,
a. longue : souvent double : 4 à 6 cm. du tronc de l'artère hépatique propre, traverse franchement triangle biliaire.

II. — a. splénique :

direction , flexueuse, horizontale,
terminaison ; hile splénique : calibre a. humérale au moins,
rapports : quatre segments,

    1° **sus-pancréatique** : peut manquer : court,
    2° **rétro-pancréatique** : sinueux, avec :
        avant : CORPS PANCRÉAS,
        arrière : FASCIA TOLDT ET JONNESCO, la séparant *v. rénale gauche, pilier g., anse surrénale g.,*
        bas : V. SPLÉNIQUE,
    3° **pré-pancréatique** au niveau de la queue, pénètre là dans :
        ÉPIPLOON PANCRÉATICO-SPLÉNIQUE,
    4° **hilaire** : pluie de branches artérielles venant de :
        a. splénique proprement dite divisée en :
          br. supérieure et br. inférieure et subdivisée chacune avant pénétration hilaire,
        a. polaire supérieure (br. a. gastrique post. asc.),
        a. polaire inférieure (br. a. gastro-épipl. g.),
          voir question : **rate,**

branches :
    terminales : étudiées ci-dessus,
    collatérales :
        a. pancréatique, corps et queue, par bord inférieur,
        a. gastrique postér. ascendante, tubérositaire, donnant a. polaire supérieure souvent,

A. GASTRO-ÉPIPLOIQUE GAUCHE :

origine : tronc ou **br. inférieure a. splénique**,

direction : **bas et en avant** : rétro, puis sous-gastrique,

rapports :

ÉPIPLOON GASTRO-SPLÉNIQUE (et son contenu),
ÉPIPLOON GASTRO-COLIQUE : arcade veines et ganglions,

branches :

terminales : deux branches formant avec les homologues de
la g. épipl. gauche deux arcades :

a) *petite arcade* : 1 cm. au-dessous de la grande courbure, abandonnant de fins rameaux gastriques ascendants
(dépouillement possible de la grande courbure (Témoin),

b) *grande arcade*, jusqu'au bord libre du grand épiploon,

VAISSEAUX COURTS : des br. supér., bifurcation a. splénique dans
épiploon pancréatico-splénique, avec Rio Branco, trois groupes :

supérieur : pour calotte,
moyen : tubérosité,
inférieur : corps de estomac.

III. — a. coronaire stomachique :

origine : variable de l'une des deux br. précédentes ou trifurc. du tronc,

direction : trois portions :

ascendante et fixe : oblique haut et à gauche,
horizontale : mobile,
descendante : mobile, courte, en bas et à droite,

rapports : envisager dans ses trois portions :

1o **pariétal** :

avant : racine de FAUX PÉRITONÉALE de la coronaire,
arrière : croise successivement de droite à gauche :
TRONC CŒLIAQUE OU AORTE et PILIER GAUCHE,

2o **ligamentaire** : elle occupe le :

LIG. PANCRÉATICO-GASTRIQUE, faux de la coronaire :

constitué par : deux faces, trois bords :
faces latérales : dr. : *vestibulaire* ; g. : *rétro-gastrique*,
bord inférieur : libre, concave, formant en partie foramen
bursæ omentalis,
bord postérieur : racine, hile du ligament,
bord antérieur : se perd sur petite courbure,

contenant :

A. CORONAIRE : à distance du bord libre,
VEINE CORONAIRE satellite, sauf à sa terminaison,
GANGLIONS *petite courbure* remontant haut,

3o **gastrique** : aborde estomac sur petite courbure, union 1/3 moyen
et 1/3 inférieur ; avec ses
deux branches : qui :

classiques : s'anastomosent à plein canal avec deux branches
terminales de la pylorique, au bord supérieur de celui-ci,
près du sillon pylorique supérieur,

Rio Branco : en deux branches distinctes :

> *postérieure* : *intra-épiploïque,* mais seule *anastomotique* : accompagnée ganglions,
>
> *antérieure* : *extra-épiploïque,* pré-gastrique, *non anastomotique* ;

branches :

> *terminales* : ci-dessus,
>
> *collatérales* :
>
>> r. œsophagien, épiploïque, *ganglionnaire,*
>>
>> A. CARDIO-TUBÉROSITAIRE, sur face antérieure de l'estomac, donnant rameaux cardiaques, gastriques et tubérositaires.

Tronc de la Veine Porte

DÉFINITION : tronc veineux ramenant au foie le sang, chargé des produits nutritifs, des organes digestifs abdominaux ;

remarquable au triple point de vue suivant :

tronc collecteur de cinq branches artérielles constituées par : tronc cœliaque, les deux a. mésentériques sup. et infér.,

tronc et ses branches sont *satellites des artères correspondantes : une veine par artère* (sauf pour a. cystique : deux veines),

tronc v. porte unit *deux réseaux capillaires*, l'un

r. d'origine, étendu dans tous le tractus digestif et ses annexes glandulaires, l'autre

r. de terminaison : se capillarise dans le foie.

EMBRYOLOGIE : constitué par v. omphalo-mésentérique ; passant par **trois stades** :

1° vitellin :

DEUX VEINES OMPHALO-MÉSENTÉRIQUES forment autour de l'intestin primitif le *sinus annulaire* de His, puis se jettent dans les canaux de Cuvier,

UNE DÉRIVATION fait passer le sang veineux dans le foie par une anastomose ascendante partie du sinus annulaire vers lui,

UNE VEINE EFFÉRENTE part du foie, dans portion v. omphalo-mésentérique intermédiaire entre intestin et sinus de Cuvier ; cette efférente constitue v. sus-hépatique, entre l'anast. et l'efférente, les v. omphalo-mésentérique s'atrophient ; la portion sus-jacente constitue partie supérieure de v. cave inférieure ;

2º **placentaire** :

DEUX VEINES OMBILICALES conduisent la plus grande partie du sang aux canaux de Cuvier ; elles ont chacune une destinée différente :

a) DROITE devient *v. épigastrique*,

b) GAUCHE présente deux anastomoses : l'une :
anast. sous-hépatique avec sinus annulaire de His,
portion v. ombilicale en avant s'atrophie, formant *lig. rond*,
anast. sus-hépatique entre elle et v. cave inférieure, donnant *canal veineux d'Aranzuis par oblitération* ;

3º **intestinal** :

sang intestinal est entièrement dérivé vers le foie,

VEINE PORTE DÉFINITIVE SE MONTRE CONSTITUÉE PAR :
portion intestinale : rameau mésentérique de l'artère omphalo-mésentérique,
tronc : portion du sinus annulaire de His,
sinus porte : par branches hépat. afférentes,
réseau hépatique et *v. sus-hépatique*, par l'artère omphalo-mésentérique (dérivation).

MORPHOLOGIE :

origine :

CONFLUENCE DES TROIS GROSSES VEINES MÉSENTÉRIQUES SUP., INFÉRIEURE ET SPLÉNIQUE, paraît continuer cette dernière, union se fait plan de la 1re vertèbre lombaire, à gauche de la veine cave inférieure,

CONSTITUÉE par :

a) V. MÉSENTÉRIQUE SUPÉRIEURE,
naissant par : sur l'intestin
α) *grêle* : plexus sous-épithélial et péri-glandul., troncs traversant la musculeuse, plexus sous-séreux, collectant de plus v. des villosités, follicules, plaques de Reyer,

β) *gros* : identique, sauf v. villositaire, etc., manquant,
collectée par arcades veineuses semblables aux arcades artérielles et constituant, par réunion :
tronc v. mésentérique supérieure,
mêmes trajet et rapports que *a. mésentérique supérieure,*
recevant les mêmes troncs collatéraux :
convexité : veines intestinales grêles, *à l'exception de v.*
pancréatico-duodénales, mais avec, en plus, v. gastro-

        épipl. droite qui s'unit **souvent** à v. colique dr. supér.,
        formant v. gastro-colique,
          concavité : v. coliques,
        sur un plan postérieur au plan artériel,
          voir question **a. mésentériques.**

  b) V. MÉSENTÉRIQUE INFÉRIEURE,
      même origine histologique que les branches coliques de la veine
        mésentérique supérieure,

      continuant v. hémorroïdale supérieure,

      se place à gauche de l'artère mésentérique inférieure,

      se mettant en rapport :
        région iliaque primitive : avec vaisseaux iliaques primitifs
          gauches, en dedans de l'uretère gauche,
        région lombaire : abandonne a. mésentérique inférieure for-
          mant pilier supérieur arc vasculaire de Treitz, limitant
          fosse paraduodénale,
        région pancréatique, derrière corps panc., se coudant au-
          dessus angle duod.-jejunal,
      se termine soit dans :
        v. splénique ou
        v. mésentérique supérieure,

  c) V. SPLÉNIQUE :
      naissant par sinus caverneux, dans la *rate,* auquel fait suite
        système capillaire,
      formant tronc unique bientôt constitué dans épiploon pancréa-
        tico-splénique,
      collectant :
        vaisseaux courts veineux,
        v. gastro-épiploïques gauches,
        v. pancréatico-duodénales et *v. pancréatiques ;*

forme : tronc v. porte forme *un* **T** avec :
    jambage vertical : *portion veineuse,* ventrale, inclinée légèrement
     haut et à droite,
    barre transversale, *horizontale,* v. porte hépatique, portion arté-
     rieuse des anciens auteurs, couchée dans le hile ; branches de
     division du hile ;

direction : presque vertical par son tronc ventral ;

dimensions :
    LONGUEUR : 8 cm.,
    CALIBRE : 2 cm. ;

trajet : quatre portions :
    RÉTRO-PANCRÉATIQUE,

RÉTRO-DUODÉNALE,
ÉPIPLOIQUE,
HILAIRE.

RAPPORTS : nous les étudierons dans ces quatre portions :

1º **rétro-pancréatique** : le tronc v. porte est situé là :

ARRIÈRE DE ISTHME DU PANCRÉAS, occupant une *gouttière* limitée par :
    tête : *à droite*, donnant prolongement derrière la v. cave, versant gauche de la tête,
    corps pancréas : à gauche,

A GAUCHE de la TÊTE DU PANCRÉAS, fixée par le fascia de Treitz, contre laquelle descend, traversant le quadrilatère de Quénu, le canal cholédoque, entouré de son anneau vasculaire,

A DROITE de A. MÉSENTÉRIQUE SUPÉRIEURE qui abandonne là, pénétrant dans le hile mésentérique :
a. pancréatico-duodénale inférieure g.,
a. colique supérieure droite, croisant la v. porte,
entourée par son *plexus nerveux*, ses *lymphatiques*, glissant au-dessus de petit pancréas qui souvent ne dépasse pas la veine mésentérique supérieure,

en arrière d'elle : FASCIA DE TREITZ, fermant la loge duodéno-pancréatique, séparant la v. porte de *v. cave inférieure*, recevant la veine rénale gauche qui forme le bord inférieur du *quadrilatère veineux de Rogie*, délimité d'autre part par la v. mésentérique supérieure à droite, l'inférieure à gauche et en haut, unie alors à la splénique ; dans ce quadrilatère est située l'origine de l'a. mésentérique supérieure ;

2º **rétro-duodénale** :

EN AVANT : *v. porte toujours séparée de* 1re P. DUODÉNUM,

EN BAS : par *tubercule sus-rétro-duodénal*, qui s'insinue entre cholédoque et v. porte dans espace porto-cholédocien,

EN HAUT : par insertion *petit épiploon* sur la face postérieure de la première portion du duodénum dans lequel pénètre la v. porte,

A DROITE : C. CHOLÉDOQUE, qui, dans le lig. hépato-duodénal, est au voisinage ou contre le flanc droit de la v. porte, s'en écarte progressivement en bas, à droite, filant derrière la tête du pancréas vers la partie moyenne du bord gauche de la IIe p. du duodénum,

A GAUCHE : A. GASTRO-DUODÉNALE, glissant entre D. 1 et le tubercule sus-rétro-duodénal, *devant* la v. porte, abandonnant ses deux terminales,

EN ARRIÈRE : V. CAVE INFÉRIEURE, dont elle est d'abord séparée par prolongement pancréatique, puis par feuillet postérieur du lig. hépato-duodénal et le hiatus de Winslow ; dans l'ensemble de son trajet, elle la croise, sur un plan antérieur, en x ;

3º intra-épiploïque :

occupe le bord libre du LIG. HÉPATO-DUODÉNAL,

VOIE BILIAIRE PRINCIPALE, hépato-cholédoque, devant le tronc de la veine porte, au-dessous du foie, se place sur son bord droit, s'écartant d'elle au niveau du confluent biliaire inférieur en position rétro-duodénale,

Ce confluent, rappelons-le, varie quant à la hauteur à laquelle il se fait et au moment d'abouchement du cystique dans l'hépatique : cet abouchement constituant le sommet du triangle des voies biliaires,

A. HÉPATIQUE, flanc g. puis face antérieure de la v. porte,
voir question **tronc cœliaque** : *a hépatique.*

par l'intermédiaire du lig. hépato-duodénal,

en avant : lobe carré,

en arrière : hiatus de Winslow,

en haut : tubercule coudé, qui s'insinue entre v. porte et v. cave inférieure,

nous renvoyons pour plus de détails à la question déjà citée plus haut ;

4º hilaire :

LA BIFURCATION PORTALE a : EN AVANT d'elle, les *deux bifurcations artérielles* (rétro-biliaire), et *confluent biliaire supérieur,*
(*voir question* **tronc cœliaque**) ;

elle occupe la portion droite, la plus reculée du *sinus transverse* du foie,

elle entre en rapports avec les divers éléments accessoires du pédicule hépatique,

ses deux branches de division se comportent un peu différemment :

BRANCHE DROITE :

courte, volumineuse, bifurquée,

irrigue, par ses deux br. ant. et post. et leurs collatérales, les *deux éminences portes et le lobe droit,*

BRANCHE GAUCHE :

longue, étroite, concave en avant,
reçoit la veine ombilicale, lig. rond,
irrigue le lobe gauche,

les divers pédicules ont été étudiés complètement dans la question à laquelle nous renvoyons d'autre part.

BRANCHES :

    collatérales : en dehors des branches d'origine, le tronc porte reçoit :

        a) **p. ventrale** :

            V. CORONAIRE STOMACHIQUE,

            V. PYLORIQUE,

            V. PRÉ-PYLORIQUE,

            V. PANCRÉATICO-DUODÉNALE SUPÉRIEURE DROITE,

        b) **sinus transverse** :

            DEUX V. CYSTIQUES dans branche droite,

            V. OMBILICALE, LIG. ROND ET C. V. D'ARANZUIS, br. gauche ;

    terminales : outre branches lobaires, donne dans foie

        BRANCHES naissant DICHOTOMIQUEMENT,

        occupant avec une br. artérielle et un canalicule biliaire l'ESPACE DE KIERNAN,

        donnant des *v. péri-lobaires*, drainées par les *capillaires, radiées* autour cellules hépatiques, vers la *v. centrale du lobule*, qui se jettent dans la *veine sus-lobulaire*, elle-même drainée par la *veine sus-hépatique*.

ANASTOMOSES : multiples, elles se font :

    1º **porto-caves périphériques** et se font avec :

        v. caves, par :

            v. coronaire stomachique et v. œsophagiennes,

            v. hémorroïdale infér. et rectales,

            v. espace de Retzuis,

        v. pariétales, par :

            v. lombaire,

            v. sacrée moyenne,

            v. rectales,

            v. ombilicale et épigastrique ;

    2º **porto-caves tronculaires** : par :

        canal v. d'Arauzuis, anormalement périnéales,

        v. communicante intra-hépatique de Claude Bernard et Sabourin : des rameaux portaux intra-hépatiques à la veine sus-hépatique ;

    3º **portes accessoires** *de Sappey* : ce sont :

        v. cystiques profondes,

        v. para-ombilicales s'anastomosant à v. épigastrique,

        v. ligaments du foie,

        vaso-vasorum.

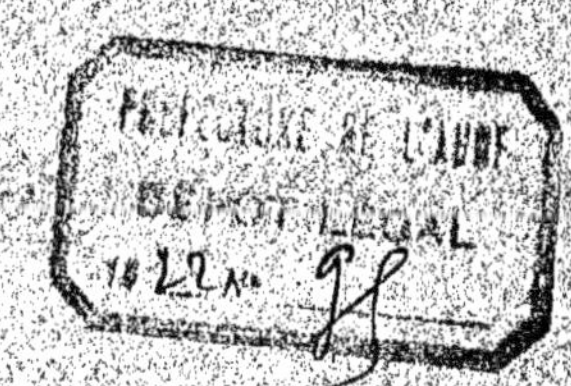

Trachée

DÉFINITION : portion du tube aérien, *intermédiaire entre le larynx et les bronches*.

EMBRYOLOGIE :

naît à la 3e semaine de la vie intra-utérine, par DÉDOUBLEMENT DE L'INTESTIN ANTÉRIEUR par deux lames latérales qui se rejoignent, cloisonnant le tube intestinal en deux parties :

a) *p. postérieure* : *dorsale*, formera l'œsophage,

b) *p. antérieure* : VENTRALE :

se différenciant vers la 5e ou la 6e semaine, forme le larynx ; s'ouvrant dans le pharynx au niveau de la furcula ;

les cartilages trachéaux apparaissent vers la 8e ou la 9e semaine ;

au 4e mois, l'endoderme primitif se transforme en un épithélium vibratile.

GÉNÉRALITÉS :

situation : la trachée occupe successivement les régions :

a) CERVICALE : portion sous-hyoïdienne médiane,

b) THORACIQUE : p. supérieure du médiastin postérieur,

limites :

SUPÉRIEURE : *bord inférieur du cricoïde*, correspondant à *disque intervertébral* V *et* VI C. (Farabeuf),

un peu plus élevé chez la femme et chez l'enfant ; dans l'extension que dans la flexion de la tête ;

INFÉRIEURE :

en avant :

répond à *l'union du manubrium et du corps sternal*,

en arrière : projection diffère d'après les auteurs,

classiques : IVe D.,

Schwartz : *disque intervertébral* V, VI D.,

sur le plan passant par la tête des 6e côtes,

Gerlach : *pointe de la* 3e *apophyse épineuse* D. ;

forme :

en *avant et latéralement* : CYLINDRIQUE,

en *arrière* : PLANE : sur le 1/4 de la circonférence chez l'adulte, seulement sur le 1/8 chez l'enfant,

deux dépressions sont à noter :

a) *thyroïdienne* : presque *annulaire* :

la trachée ramollie peut être comprimée et même presque écrasée par certains goitres ou au cours des manœuvres opératoires : *Pauchet,*

b) *aortique* : latérale gauche : au niveau de sa terminaison :

direction : il faut la considérer dans :

PLAN SAGITTAL : oblique en bas et en arrière : *de plus en plus profonde,* elle est située par rapport à la peau, à

15 mm. à son origine,

35 mm. au niveau de la fourchette sternale,

75 mm. à sa bifurcation,

PLAN FRONTAL ; la trachée est à la fois :

oblique à droite et en bas,

tordue sur son axe ; la bronche droite étant plus postérieure que la bronche gauche,

elle est d'ailleurs mobile dans les deux plans :

transversal (palpation),

vertical (respiration, déglutition) ;

longueur : 12 cm. : dont 6 1/2 *pour la portion cervicale,*

la *portion cervicale* de la trachée, chez l'enfant, est *beaucoup moins étendue* ; elle n'affleure qu'à peine le bord supérieur du sternum, d'où la difficulté plus grande de la trachéotomie.

RAPPORTS :

1° portion cervicale :

a) EN AVANT : de la trachée on trouve :

LE PLAN DE COUVERTURE (cutané, aponévrotique, musculaire), que nous avons complètement étudié à propos du corps thyroïde, nous renvoyons donc à cette *question* ;

signalons toutefois qu'*entre le bord interne des deux muscles sterno-costo-thyroïdiens,* logés dans l'espace périthyroïdien (Cunéo), *la face antérieure de la trachée apparaît, directement abordable* (trachéotomie),

d'autre part, cet espace contient du *tissu cellulaire lâche,* dans lequel peuvent se faire les *fausses routes* dans la trachéotomie,

L'ISTHME DU CORPS THYROIDE :

contenu comme la glande dans la *gaine viscérale* commune avec la trachée et l'œsophage, où cependant chacun de ces organes s'entoure à son tour d'une *gaine propre,*

situé sur la face antérieure de la trachée, recouvrant :

toujours les 2e, 3e et 4e *anneaux trachéaux,*

souvent le 1er,

parfois, remontant jusque sur le cart. cricoïde,
présentant : sur sa :
j. anter. : plexus veineux thyro-trachéen, allant à la veine thy-
roïdienne inférieure,
    b. supér. : pyramide de Lalouette, para-médiane gauche,
      arcade artérielle sus-isthmique (a. thy. sup.),
      veine communicante supérieure,
    b. infér. : arcade artérielle sous-isthmique (a. thy. infér.),
      veine thyroïdienne inférieure,
      a. thyroïdienne moy. de Neubauer (inconstante)
      anormalement, on peut rencontrer là, chez :
        enfant : THYMUS : déborde sternum 1 cm.,
        vieillard : GROSSE AORTIQUE athéromateuse,
        asphyxie : TRON BRACHIO-CÉPHAL. VEINEUX, G.
j. post. : les moyens de fixité constitués par :

    lig. crico-glandulaire médian,
    plexus veineux origine de v. thyroïd. moy. ;

b) LATÉRALEMENT :

1. A gauche : la trachée est en *rapport* :

immédiats avec :

LOBE LATÉRAL DU CORPS THYROÏDE :
  contenu dans le fascia périthyroïdien,
  épousant la trachée par sa face interne,
  fixé sur elle par les *lig. latéraux internes* (Sébileau), crico,
    thyro-glandulaires et surtout trachéo-glandulaires (1, 2
    et 3 anneaux),
  dont le bord postéro-interne s'insinue jusque dans l'angle
    trachéo-œsophagien,

NERF RÉCURRENT :
  montant dans l'angle trachéo-œsophagien, dans la gaine
    périthyroïdienne, en dedans des glandes parathyroïdes
    inférieures,
  disparaissant sous le bord inférieur du muscle constricteur
    du pharynx,
  abandonnant de nombreux rameaux à la trachée et à l'œsoph.,
  accompagné par une *chaîne ganglionnaire, récurrentielle*
    (Gougenheim), qui est pour :
      Cunéo : *continue,*
      Gougenheim et **Leval-Picquechef** : formée par *trois amas :*
      sup., moy., inférieur ;
ARTÈRES THYROÏDIENNES : abordant les pôles des lobes lat.

  a) SUPÉRIEURE : avec ses trois branches terminales
    supérieure : glissant devant la trachée, s'anast. par l'arcade
    sus-isthmitique,

postérieure : descendant sur la face post. du lobe latéral,
s'anastomosant avec son homologue inférieure,
externe : s'éloignant de la trachée,

b) INFÉRIEURE : avec ses trois branches toutes en rapport
avec la trachée

postérieure :

profonde : *entre trachée et lobe latéral,*
d'où se détache l'a. laryngée inférieure le plus souvent,

inférieure : *glissant vers la face antérieure de la trachée,*
s'anast. avec celle du côté opposé par l'arcade sous-
isthmique,

VEINES THYROIDIENNES : qui, mis à part quelques veinules et
la veine thyroïdienne inférieure, sont *calquées sur les*
artères (Farabeuf),
ces pédicules vasculaires soulèvent les *lig. latéraux* externes de
Sébileau ;

médiats :

CAROTIDE PRIMITIVE :

affectant avec le bord postérieur du corps thyroïde des
rapports discutés (cf. question corps thyroïde),
organe du paquet vasculo-nerveux du cou le plus en rapport
avec la trachée ; toutefois, elle s'*en écarte* de plus en plus,
en haut et en arrière, à mesure qu'elle se rapproche de sa
bifurcation,

JUGULAIRE INTERNE ET X, dans la *gaine commune,*
plus éloignée encore de la trachée,
recevant la *v. thyroïdienne moyenne* qui a croisé la face
anter. de la C. primitive ;

2. à droite :

LOBE LATÉRAL DU CORPS THYROIDE, ayant, *lui,* des rapports
vasculaires, glandulaires et nerveux identiques,
s'*insinue,* par suite de la torsion de la trachée, jusqu'à l'œsophage, passant *entre la trachée et le paquet vasculaire carotido-*
jugulaire, qui reste ainsi loin d'elle,

LE RÉCURRENT, né dans la sous-clavière droite, est sur un
plan plus postérieur que le gauche, plus près de l'œsophage
que de la trachée, dont il ne se rapproche qu'à sa partie toute
supérieure,
le croisement du récurrent et de l'artère thyroïdienne inférieure, si important
mais si variable, a été précisé dans la **question corps thyroïde** à laquelle
nous renvoyons par ailleurs ; il pourrait être étudié avec les rapports
latéraux de la trachée ;

c) EN ARRIÈRE : la trachée est en rapport intime avec :

L'ŒSOPHAGE :

la **gaine viscérale** commune aux deux organes, qui contient d'autre part le corps thyroïde, a été bien étudiée par Sébileau, dont nous rapportons, dans la question corps thyroïde, la conception généralement admise à l'heure actuelle ;

débordant la trachée à gauche : angle trachéo-œsoph.,
entre les deux organes, on trouve :
  le muscle trachéo-œsophagien,
  des gl. thyroïdes aberrantes parfois (inconstantes),
séparant la face postérieure de la trachée de :
  espace rétro-viscéral,
  cordon sympathique cervical : *sans rapports ;*

2° entrée dans le thorax : la trachée est en rapport

a) **EN AVANT** :

troncs *veineux*, surtout BRACHIO-CÉPHALIQUE GAUCHE
  séparant la trachée du manubrium sternal,

b) **LATÉRALEMENT** :

CAROTIDE PRIMITIVE (à gauche), TRONC ART. BRACHIO-CÉPHALIQUE,
  séparant la trachée des *ligaments vertébro-pleuraux*.

c) **EN ARRIÈRE** :

ŒSOPHAGE ;

3° portion thoracique :

a) **SUR LA TRACHÉE**, on voit :

NERFS CARDIAQUES PROFONDS, se rendant au plexus cardiaque profond, constitué par *tous les nerfs cardiaques*, du sympathique et du pneumogastrique, *à l'exception des nerfs cardiaques supérieurs, du pneumogastrique et du nerf cardiaque supérieur g. du sympathique*,

amas ganglionnaire, qui peut se prolonger sur toute la hauteur de la trachée, appartenant à la chaîne cervicale profonde de Cunéo et Poirier,

b) **EN AVANT ET LATÉRALEMENT**, la trachée contracte des

rapports immédiats : avec un double plan :

1. artériel : formé par :

CROSSE DE L'AORTE :
  s'enroulant par sa face postéro-latérale droite devant la terminaison de la trachée, sur son flanc gauche (bourse séreuse de Calori),
  de cette artère naissent :

TRONC BRACHIO-CÉPHALIQUE *artériel*,
  sur la *ligne médiane* à son origine
  monte *obliquement sur la face antér. de la trachée*,
  se plaçant ensuite sur son *flanc droit*,
CAROTIDE GAUCHE :
  montant sur le *flanc g.* de la trachée,
sous-clavière gauche
  plus en arrière,
  en rapport avec le bord g. de l'œsophage,

2. nerveux : formé par :

PNEUMOGASTRIQUE DROIT :
  descendant *à droite du tronc brachio-céphal.*,
  le quitte pour passer en *art. de la bronche dr.*,
  passant là *en dedans de la crosse de la v. azygos*,

PNEUMOGASTRIQUE GAUCHE :
  descend *devant la sous-clavière gauche*,
  passe sur le flanc antéro-ext. de l'aorte,
  abandonne sous le lig. artériel les nerfs :

RÉCURRENT GAUCHE,
  montant, après avoir sous-croisé la crosse, dans l'*ang.*
  trachéo-œsophagien,

NERFS CARDIAQUES *sup. du x et sup. g. du sympath.*,
  descendent sur les vaisseaux, croisent la face antéro-ext.
  de la crosse, pour aller sous sa face inférieure au gangl.
  ou plexus de Wrisberg.

rapports médiats :

latéralement :
  PLÈVRES ET POUMONS,
    dont elle reste séparée par les gros vaisseaux,
quant : plan veineux formé PAR :
  V. CAVE SUPÉRIEURE :
    située sur le *flanc droit de la trachée*,
    séparée d'elle par la *montée du T. B. C. artér.*,

  T. VEINEUX BRACHIO-CÉPHALIQUE G.,
    croisant obliquement la direction de la face antér. de la
    trachée,
    apparaissant dans l'espace laissé libre entre T. B. C.
    et carot. primitive g.,
tous ces vaisseaux séparent la face antérieure de la trachée de :

  1° plastron sterno-costal,
  2° culs-de-sacs pleuraux et en particulier du triangle méd.
    supérieur, occupé par :
      le thymus ou ses reliquats,
      lig. thymo-sterno-costo-péricardiques.

c) EN ARRIÈRE de la trachée, descend :

ŒSOPHAGE :
dévié à gauche,
canal thoracique montant sur son bord gauche,
séparant la trachée de la colonne dorsale éloignée ;

4° au niveau de la bifurcation :

la trachée est en rapport

a) EN AVANT : avec :

CROSSE DE L'AORTE :
séparée de la trachée par le *plexus cardiaque profond* et par *corne
supérieure de croissant de Haller*, remontant jusque sur la face
postérieure du T. brachio-céphalique artériel,

V. CAVE SUPÉRIEURE :
plus à droite
entre : v. cave et aorte, au-dessus du péricarde, espace par lequel on peut
passer pour aborder la terminaison de la trachée et l'origine de la bronche
gauche (**Ricard**).

b) A DROITE :

CROSSE DE L'AZYGOS :
PNEUMOGASTRIQUE DROIT en dedans d'elle,
GANGLIONS TRACHÉO-BRONCHIQUES,

c) A GAUCHE :

CROSSE DE L'AORTE séparée par l'origine du N. RÉCURRENT,

d) EN ARRIÈRE :

ŒSOPHAGE, séparé par les *anastomoses des deux pneumog.*, origine
des *plexus pulmonaires*,

e) EN BAS : la trachée se met en rapport, sur :
plan postérieur : avec GG. INTER-TRACHÉO-BRONCHIQUES,
plan antérieur : avec QUADRILATÈRE DE WRISBERG.

VASCULARISATION :

artères : proviennent
principalement : a. thyroïdiennes inférieures,
accessoirement : a. mam. internes, bronchiques,

veines : *autant de veinules que d'espaces intercartilagineux* (Sappey),
se rendent horizontalement dans *v. thyroïd.* et bronchiques,

lymphatiques : vont aux *gg. latéraux*, surtout chaîne récurrentielle.

INNERVATION :

pneumogastrique, par récurrent et plexus pulmonaires.

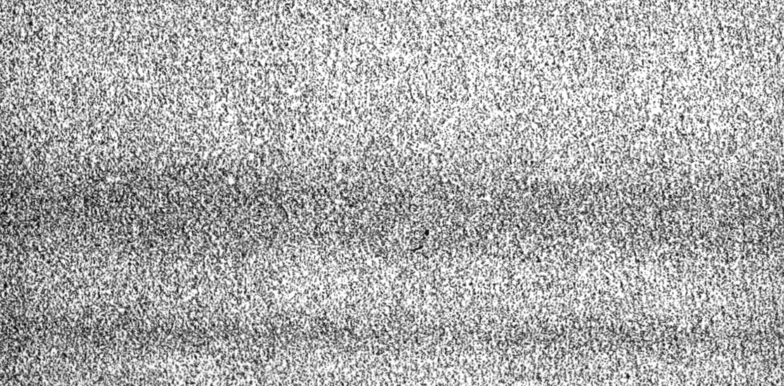

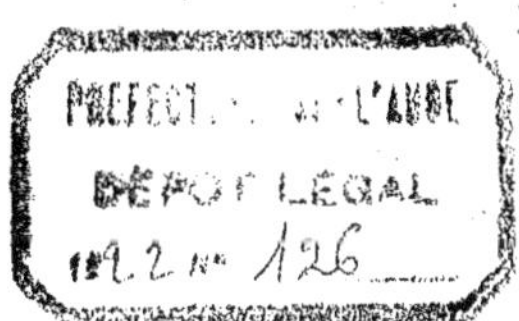

Rate

DÉFINITION : *glande vasculaire sanguine.*

EMBRYOLOGIE : peu connue : il faut envisager :

origine de l'ébauche splénique : différemment comprise :

classiques : ENDODERMIQUE : portion de la muqueuse intestinale ayant émigré dans le mésogastre en suivant la gaîne des vaisseaux mésentériques,

Laguesse : MÉSODERMIQUE : due à la prolifération des cellules du mésenchyme situées au voisinage du tronc de la v. porte,

point d'apparition et de développement : MÉSOGASTRE POSTÉRIEUR :

apparaît vers la 5e ou 6e semaine de la vie intra-utérine ; toutefois, les corp. de Malpighi ne sont bien développés qu'au moment de la naissance,

refoulant le *feuillet g. du mésogastre postérieur* et apparaissant entre le pancréas et l'estomac, *dédoublant le ligament pancréatico-gastrique* en deux parties : l'une pancréatico-splénique, postérieure, l'autre gastro-splénique, antérieure,

les modifications subies par l'arrière-cavité, l'estomac, le pancréas *voir* question pancréas), jouent leur rôle dans la disposition définitive acquise par la rate.

GÉNÉRALITÉS :

forme : diversement décrite :

classiques : OVOÏDE, *coupée en deux* suivant grand axe,

Cunningham : elle présente :

3 faces :
    externe : *diaphragmatique*,
    antéro-interne : *gastrique* : 2 segments : pré et rétro-hilaire (court),
    postéro-interne : *rénale*,

SOMMET : situé en dedans et en arrière,

BASE : *triangulaire*, limitée par *trois angles* :
    antérieur : basal antérieur,
    postérieur : basal postérieur,
    interne : basal interne,

3 BORDS :
    antérieur : net, tranchant, crénelé, gardant sa forme au cours des
        hypertrophies de l'organe et permettant de le reconnaître,
    interne : mousse : margo-intermedius de Luschka,
    postérieur : mousse et très épais,

Constantinesco :
    BASE de la rate est *supérieure et interne*,
    SOMMET *inférieur et externe*,

Testut :
    2 POLES *effilés* terminent la rate,
    NOUS LUI DÉCRIRONS : 3 *faces*, 3 *bords*, 2 *pôles*,

direction : mobile, ce qui explique qu'*on a pu la décrire comme* :
    VERTICALE ou ramenée à la verticale par *replétion estomac*,
    OBLIQUE : en bas, en avant, en dehors :
        parallèle aux côtes ou un peu moins oblique qu'elles,
    HORIZONTALE : au cours de l'*inspiration* et à la suite de la dilatation
        du colon transverse,
        elle se rapproche beaucoup plus de ce diamètre que de la verticale,

dimensions :
    LONGUEUR : 13 cm.,
    LARGEUR : 8 cm.,
    ÉPAISSEUR : 3 cm. à 3 cm. 1/2,
    POIDS : 180 à 200 gr.,
    VOLUME : 250 cmc. : variant avec moment digestion, etc.,

nombre :
    UNIQUE, *en général*,
    MULTIPLES, souvent ; d'autant plus *petites* qu'elles sont plus nom-
        breuses, les rates surnuméraires, dont on a vu le nombre atteindre
        jusqu'à 400, siègent : dans :
            hile de la glande principale,
            lig. pancréatico-splénique et gastro-splénique,
            graisse péri-rénale et grand épiploon,

couleur :

    ROUGE foncé sur le *vivant*,

    LIE DE VIN sur le *cadavre* ; après lavage, perd la couleur qu'elle doit au sang qu'elle contient, devenant gris cendré, blanchâtre,

consistance :

    DIFFLUENTE, très friable : « cri de l'étain » par pression sur rate fraîche,

situation :

    ÉTAGE SUS-MÉSOCOLIQUE de l'abdomen, dans une *loge* assez artificielle, limitée :

        en dehors, en arrière, en haut : DIAPHRAGME, séparé de la cage thoracique au-dessus de ses insertions par le sinus costo-diaphragmatique où descendent plus ou moins plèvres et poumon g.,

        en bas : plancher de la loge, formé par :

            FACE ANTÉRIEURE DU REIN G., CAPSULE SURRÉNALE,

            QUEUE DU PANCRÉAS,

            ANGLE.COLIQUE G. et SUS-TENTACULUM LIENIS,

        sur lequel repose la rate,

        ouverte en dedans vers l'arrière-cavité, entre :

            avant : estomac,

            arrière : pancréas,

            bas : mésocolon transverse.

MOYENS DE FIXITÉ : *mauvais* dans leur ensemble, la rate s'attachant surtout à des organes mobiles :

    lig. suspenseur de la rate : sans grande valeur,

    lig. gastro-splénique : très mobile,

    lig. pancréatico-splénique : meilleur : l'un des bons moyens,

    sus-tentaculum lienis : le meilleur : nid de pigeon sur lequel repose la rate,

    nous aurons à les étudier chemin faisant,

RAPPORTS : *nous envisagerons les rapports :*

    immédiats : qu'elle contracte avec *péritoine péri-splénique,*

    médiats : qu'elle prend par son intermédiaire ;

A. IMMÉDIATS : péritoine : *provenant :*

    1° **mésogastre postérieur** : qui entoure entièrement la rate,

        il faut l'étudier :

    a) **au niveau du hile splénique :**

        le mésogastre postérieur, *fixé sur la paroi abdominale postérieure par l'accolement rétro-pancréatique,* atteint en avant la grande courbure entourant l'*estomac de ses deux feuillets, pré* et *rétro-stomacal,* la rate, se développant entre les deux organes, le *dédouble*, constituant ainsi les *deux ligaments pancréatico* et *gastro-splénique*, dont on peut comprendre la constitution en envisageant successivement :

FEUILLET RÉTRO-STOMACAL, qui forme, d'arrière en avant, *feuillet antérieur du lig. pancréatico-splénique* ; atteignant le hile splénique, se réfléchissant, formant *feuillet post. du lig. gastro-splénique*,

FEUILLET PRÉ-STOMACAL ; se continue sur la paroi abdominale postérieure avec le péritoine pariétal ; d'autre part, d'arrière en avant, forme *feuillet post. du lig. pancréatico-splénique*, atteint le hile de la rate, se réfléchit pour couvrir successivement le segment rétro-hilaire de sa face interne, sa face postérieure, sa face externe, le segment pré-hilaire de sa face interne jusqu'au hile, qu'il atteint à nouveau, se réfléchissant encore pour former alors le *feuillet antérieur du lig. gastro-splénique*,

ainsi, au niveau du hile splénique on rencontre :

α) **lig. pancréatico-splénique :**

LONG de 2 cm. 1/2 en moyenne,

*semble s'*INSÉRER :

   arrière : *flanc g. de* Ire *vertèbre lombaire, sur rein en arrière, pied du mésocolon transverse* en avant,

   avant : aux *deux lèvres du hile splénique*, où il se continue avec le lig. gastro-splénique,

   haut : se continue avec *lig. gastro-phrénique*, formant le lig. phrénico-splénique, dit suspenseur de la rate (inconstant),

CONTENANT :

   queue du pancréas, qui, longue et effilée, peut s'avancer jusqu'au hile et être liée au cours de la splénectomie,

   a. splénique :

     A DISTANCE DU HILE : *de haut en bas :*

      a. gastrique postérieure, d'où naît *a. polaire supér.*,
      vaisseaux courts qui, par un trajet récurrent, vont enjamber le fond de l'estomac,

      a. gastro-épiploïque g., s'enfonçant dans le lig. gastro-splénique, donnant le plus souvent avant *a. polaire inférieure*,

     PRÈS DU HILE : a. contournée en spirale, *se divise en br. supérieures et infér.*, nombre variable, 4 à 6,

   veine splénique, satellite,

   lymphatiques : allant aux gg. de queue du pancréas,
   plexus nerveux péri-artériels,

β) **lig. gastro-splénique :**

LONG de 3 à 4 cm., il a la hauteur du hile,

S'INSÉRANT :

arrière : *deux lèvres du hile,*

avant : *grande courbure,*

bas : se continue dans la *lame réfléchie* du *grand épiploon,*
qui appartient comme lui au mésogastre postérieur,

haut : se continue avec *lig. pancr.-splénique* et *lig. suspenseur
de la rate,*

DIRIGÉ :

classiques : *sous-sagittal,* tandis que le lig. pancréatico-
splénique est *frontal,*

Rio-Branco : les deux lig. sont *parallèles,* aussi au cours de
la splénectomie lie-t-on les deux feuillets simultanément

pour lier surement l'artère spénique il faut :
sectionner le lig. gastro-splénique inciser feuill. ant. du lig.
pancréatico-spénique,

CONTENANT :

a. gastro-épiploïque gauche, située d'abord sur f. postérieure
de l'estomac, puis le long de la grande courbure,

veines, lymphatiques, l'accompagnant,

b) au-dessus du hile spléuique :

les deux feuillets du mésogastre postérieur ne sont plus interrom-
pus ; les deux ligaments se continuent là avec le *lig. phréno-
gastrique* qui, en arrière, forme repli sur surrénale g. puis le
diaphragme, limitant d'autre part, en haut et à gauche, le cul-
de-sac supérieur de l'arrière-cavité des épiploons,

c) au-dessous du hile splénique :

le mésogastre, également reconstitué, se continue avec *bord g.
de l'épiploon gastro-colique* en avant, en bas s'insère avec lui sur
le mésocolon transverse,

parfois, s'insérant plus à gauche, forme un *ligament spléno-
colique,*

limite là, d'autre part, le *cul-de-sac inférieur* qui, en dedans,
se continue avec le plancher de l'arrière-cavité des épiploons,

2° mésocolon transverse et lig. phréno-colique gauche,

soutenant le pôle inférieur de la rate :

lig. phréno-colique g., dit de Phœbus,

S'ÉTEND de la face concave du *diaphragme* à *l'angle colique
gauche,*

CONSTITUÉ, d'après Latarget et Adnet, par *trois faisceaux :*

a) *supérieur* : *horizontal,* se fixant sur bord supér. du colon
transverse,

b) *moyens* : *obliques,* allant à l'angle splénique du colon lui-
même,

c) *inférieurs : verticaux* : bord externe du colon descendant,
forme le sustentaculum lienis,

provient : soit :

extrémité g. de la lame directe du grand épiploon,
extrémité g. du mésocolon transverse.

B. MÉDIATS :

face externe : elle répond à :

PORTION COSTALE GAUCHE DU·DIAPHRAGME :
projection répond sensiblement au 10e *espace intercostal,*
inscrite entre 8e et 11e côte inclusivement :

extrémité antéro-inférieure : située à 13 cm. *environ de la* xe
a. transverse dorsale, au niveau du 10e espace intercostal,

extrémité postéro-interne : sur face interne de la 10e côte, à
3 cm. *de la* 10e *ap. épineuse dorsale,* sur articulation trans-
verso-tubérositaire,

bord antéro-supérieur : coupe le bord supérieur de la 8e *côte*
sur la ligne axillaire moyenne,

bord postéro-inférieur : ne dépasse pas normalement le *bord
inférieur de la 11e côte,*

SINUS COSTO-DIAPHRAGMATIQUE,

CUL-DE-SAC PLEURAUX *costo-diaphragmatiques* :
PLÈVRE *recouvre et dépasse entièrement toute la zone splénique* (d'où
abord transpleural dans certains cas),

POUMON :

cadavre : ne recouvre qu'à peine zone splénique (Merklen),
vivant : la recouvre de façon variable :
inspiration : moitié supérieure,
expiration : 1/4 *supérieur seulement,*

face antéro-interne : *le hile la divise en trois parties* :

a) segment hilaire :

présentant 5 A 6 FOSSETTES pour branches de a. splénique,
abordé par CONTENU du *lig. pancréatico-splénique,*
donnant insertion aux DEUX LIG. P. S. et G. S.,

b) segment pré-hilaire : large, répond :

ARRIÈRE-CAVITÉ DES ÉPIPLOONS qui la sépare de :
ESTOMAC : la rate répondant, pour :
classiques : grande courbure,
modernes : à face postér. même, marquant son empreinte_sur
parenchyme splénique,

c) s. rétro-hilaire : également à

arrière-cavité : mais segment très court,

face postéro-interne : excavée, répond à :

    CAPSULE SURRÉNALE en position haute,

    REIN G. surtout : s'appliquant sur les 3/4 supérieurs et externes de sa
        face antérieure, restant
        loin du pédicule rénal,
        séparé de lui par un cul-de-sac péritonéal limité :
            en avant par péritoine péri-splénique,
            en arrière par périt. pariétal pré-rénal,
        mais des *adhérences* peuvent faire disparaître ce cul-de-sac et
        faire de la rate un organe *pathologiquement sous-péritonéal,* ce
        qui explique la fusée lombaire possible dans certains cas d'abcès
        péri-spléniques,
        au-dessous de son empreinte, l'*estomac* vient directement s'appli-
        quer par sa face postérieure sur le rein gauche,

pôle supérieur : il répond :

    haut :
        FLANC GAUCHE DE LA Xe VERTÈBRE DORSALE : sans contact,
        EXTRÉMITÉ G. DU LOBE GAUCHE DU FOIE, pouvant venir *parfois* à son
        contact,
        VOUTE DIAPHRAGMATIQUE, la séparant de *plèvre et poumon g.,*
    avant :
        face postérieure de ESTOMAC,
    bas :
        CAPSULE SURRÉNALE et EXTRÉMITÉ SUPÉRIEURE DU REIN GAUCHE,

pôle inférieur et antérieur : d'arrière en avant, répond :

    QUEUE DU PANCRÉAS,
    ANGLE G. DU COLON, avec portions voisines transv. et desc.,

bord antérieur (et supérieur) :

    s'insinue entre DIAPHRAGME ET FACE POSTÉR. DE ESTOMAC,
    n'arrive pas au contact de la paroi abdominale antérieure, dont il reste
        toujours à 5 ou 6 cm., sauf si hypertrophie,

bord postérieur (inférieur et postérieur) :

    repose dans l'angle dièdre du REIN ET PAROI ABD. POSTÉR.,

bord interne : mousse,

    s'insinue entre REIN ET PANCRÉAS *en arrière,* ESTOMAC *en avant.*

VASCULARISATION : *nous l'avons indiquée au cours de notre description.*

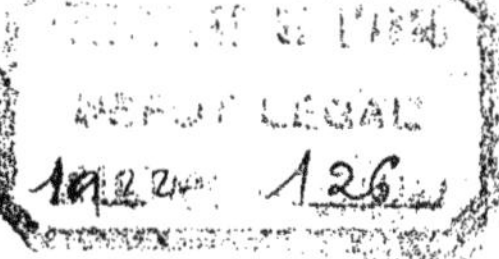

Rapports des Reins

DÉFINITION : organes excréteurs de l'urine.

EMBRYOLOGIE : passé par les TROIS STADES suivants :

1º **rein céphalique** : PRONÉPHROS : constitué par :
    canalicules s'ouvrant d'une part dans *cœlome*,
        se jetant dans un canal collecteur commun, *canal de Wolf*, qui débouche dans le cloaque ;

2º **méso-néphros**, corps de Wolf :
    situé DERRIÈRE *le pronéphros*, auquel il succède, caractérisé par
    division en DEUX SEGMENTS *des canalicules* par un bourgeon allant se
      mettre en rapport avec un *glomérule vasculaire*,
    les canalicules ainsi divisés en *deux segments* :
      a) ANTÉRIEUR : *péritonéal* : s'atrophie, disparaît,
      b) POSTÉRIEUR : *wolfien* : persiste, se jetant dans canal de Wolf ;

3º **rein définitif** :
    apparaît dans le BLASTÈME RÉNAL, *derrière le* CORPS DE WOLF,
    celui-ci émet, par sa partie inférieure, un BOURGEON qui remonte
      derrière lui, donnant successivement *uretères, bassinet, calices*.

GÉNÉRALITÉS :

    forme :
      normale :
        HARICOT : ellipsoïde aplati, avec :
        deux faces : *antéro-externe et postéro-interne*,
        deux bords :
          externe : convexe,
          interne : hile de 2 à 3 cm., donnant accès au sinus,
        deux pôles :
          supérieur : épais,
          inférieur : plus petit, plus aplati,
      anormale, mais non pathologique : avec Henle, on décrit :
        TYPE LONG : 14 à 15 cm.,
        hile en forme de *boutonnière* allongée,
        fréquence des anomalies artérielles, qui commandent la disposition anatomique. (Gérard),
        TYPE COURT : *globuleux* : 8 à 10 cm.,
        hile ramassé, réduit à une *fente*,
        TYPE PLAT, en disque :
        hile reporté à la face *postérieure* ;

    nombre : DEUX :
        fréquence des anomalies : importances chirurgicales :
        absence complète : incompatible avec la vie,
        absence d'un rein (congénitale ou par atrophie),
        symphyse rénale : rein en fer à cheval,
        rein concrescent : transversal, pré-lombaire ou longitudinal, latéro-lombaire,
        augmentation du nombre des reins : plus rarement ;

dimensions : balancement entre les divers diamètres :
    HAUTEUR : 10 à 12 cm.,
    LARGEUR : 6 cm.,
    ÉPAISSEUR : 4 cm. ;
poids : 150 gr. ;
caractères :
    COULEUR : rouge sombre,
    FRIABILITÉ : seulement si capsule propre enlevée : elle résiste,
    SENSIBILITÉ : seulement à distension brusque ;
direction :
    OBLIQUE *en bas, en dehors et en arrière d'une part* : s'éloignant l. méd.,
        extrémité supérieure : 2 cm. 5,
        extrémité inférieure à 4 cm. (Albarran),
    INCLINÉ EN DEHORS suivant un angle de 45° (Albarran), ce qui commande
        la direction des faces ant.-externe, post.-interne ;
situation : occupe :
    FOSSE LOMBAIRE (fossette de Carbon), *limitée* : par *contour osseux* :
      en dedans : *colonne vertébrale* : XII° D., I°°, II° L. ; en réalité :
        dépasse ; en haut, pour atteindre XI° D., en bas‘ IV° L. (Albarran),
      pôle supérieur : angle XI° côte et XI° dorsale,
      hile : apophyse transverse I°° L.,
        bassinet entre ap. transverse I°° et II° L.,
      pôle inférieur :
        droit : descend plus bas que le gauche,
          bord inférieur ap. transverse III° L.,
          peut atteindre plan de la IV° L. (Albarran), 5 cm. au-
          dessus de la crête iliaque,
        gauche : bord supérieur III° ap. transverse L.,
      en bas : *crête iliaque* et *ligament iléo-lombaire*, comblant l'angle
      lombo-iliaque,
      en haut : *les deux dernières côtes*, XI° et XII°,
      la XI° côte : toujours *longue*, oblique en bas, avant, dehors,
      la XII° côte : *variable* : elle peut être
        absente : très rarement (Albarran),
        courte : horizontale, restant dans angle XI° côte col lomb.,
        longue (7 à 14 cm. : Farabeuf), oblique : peut rendre malaisé
         l'abord du rein : la réséquer alors,
    la fosse lombaire est tapissée par diverses formations que nous étudierons
    avec les rapports postér. du rein.

MOYENS DE FIXITÉ : insuffisants pour fixer rein : organe mobile : ce sont :
    1° **capsule fibreuse** : fascia d'accolements aux organes voisins,
    2° **péritoine**,
    3° **pédicule vasculaire**,
    4° **pression abdominale**.

RAPPORTS : le rein, enfermé dans une loge, peut être étudié quant à ses rapports :
    a) *en arrière* de la loge,
    b) *la loge, son contenu*,
    c) *en avant* de sa loge :

A. — EN ARRIÈRE DE LA LOGE :

    le rein présente DEUX SEGMENTS séparés par les insertions du
    diaphragme :
      a) supérieur : thoracique, la plus longue,
      b) inférieur : lombaire,
    nous les étudierons successivement :

Iᵖ **p. lombaire** : étudiée par *dissection*, elle présente les plans suivants :
PEAU,
TISSU CELLULAIRE avec *pannicule adipeux* souvent considérable,
PLANS MUSCULO-APONÉVROTIQUES :
formés essentiellement par :
MUSCLES : en dehors de la masse sacro-lombaire :
2 m. essentiellement iliaques, non aponévrotiques,
le grand et le petit oblique,
2 m. essentiellement vertébraux et aponévrotiques,
le grand dorsal, le transverse ;

APONÉVROSE : qui proviennent, pour
classiques : *trifurcation apon. du transverse,*
allemands : *aponévrose du grand dorsal,*
Charpy : *ap. du grand dorsal et transverse*

disposés en TROIS ZONES : de dehors en dedans :
p. externe : superposition des **3** *m. larges abdomen,*
p. moyenne : *aponévrotique* (voies d'abord)
recouverte par le grand dorsal, avec des fibres charnues d'autant
plus qu'on s'élève plus haut,
p. interne : *transversaire :* de la superficie à la profondeur :
masse sacro-lombaire et carré lombes la prolongeant,
psoas : tout en dedans, très profondément.

1° GRAND DORSAL : avec :
aponévrose lombaire d'origine,
insérée sur :
rachis : de vᵉ D. à crête sacrée et lig. épineux,
trois dernières côtes : face externe et bord infér.,
crête iliaque : 1/3 post. de la lèvre externe,

forme quadrilatère, avec :
base : rachidienne,
bord supéro-externe : f. musculaires,
bord inféro-externe : se continuant avec l'aponévrose du
muscle grand fessier,
bord externe : vertical :
s'enfonçant jusqu'à l'aponévrose du m. transverse,
recevant expansion ap. du petit oblique,

limitant, avec le g. oblique sous-jacent, les deux bords du
triangle de J.-L. Petit, dont le sommet est formé par le
surcroisement du g. dorsal et du g. oblique, la base, large
de 5 cm., crête iliaque, hauteur de 1 à 1 cm. 1/2,
point de passage des hernies lombaires et fusion des collec-
tions rétro-rénales,

fermant solidement la loge sacro-lombaire en arrière ; celle-ci
étant fermée en avant par l'insertion transversaire du
m. transverse ;

2° PETIT DENTELÉ POST. ET INFÉRIEUR : GRAND OBLIQUE :
forment plan musculaire sous-jacent :
tout à fait en haut, le petit dentelé p. inf.,
dans la plus grande partie, grand oblique ;

a) *petit dentelé postérieur et inférieur :*
ne présentant que ses fibres les plus inférieures,
inséré en effet :
dedans : ap. épineuses xiᵉ, xiiᵉ D., iʳᵉ, iiᵉ L.,
dehors : quatre dernières côtes : f. ext., b. infér.,

b) *grand oblique ou oblique descendant :*
n'intéressant la région que par sa *p. postérieure,*

bandes costo-iliaques :
   venant des 12, 11e côte et 10e, uniquement par la moitié
      postérieure de la bande qui en naît, l'antérieure étant
      costo-inguinale,
   s'insérant : crête iliaque, lèvre ext. moitié post.,
son apon. d'enveloppe se continue en arr.
avec ap. du grand dorsal le recouvrant ;

3° PETIT OBLIQUE : oblique ascendant :
   n'intéressant également la région que par sa partie postér.
   venant par f. musculaires de :
      crête iliaque : interstice 1/3 antérieur,
   montant par ses fibres postérieures s'insérer sur :
      deux ou trois dernières côtes, en arrière du cartilage,
   limitant un des côtés du *triangle de Grynfeldt* :
      délimité dans son ensemble par : en :
         avant : b. post. du m. petit oblique,
         arrière : b. ext. aponévrose du grand dorsal,
         haut : b. inférieur : petit dentelé post.-infér.,
      bouché par : fusion des aponévroses :
         du petit oblique, du m. transverse, attachés à l'aponé-
         vrose du grand dorsal,
      constituant point faible de la paroi, décrit parfois comme
         quadrilatère de Luschka ;

4° TRANSVERSE : MASSE SACRO-LOMBAIRE :
      le transverse occupe la plus grande p. région,
      la masse sacro lomb., sur même plan, en dedans ;
   a) *transverse* :
   inséré largement :
      haut : f. interne des six dernières côtes,
      bas : 1/2 antér. lèvre interne crête iliaque,
      arrière : ap. costif. lombaires par le septum inter-muscu-
         laire latéral,
   dirigé horizontalement en avant : se terminant loin de la
      région,
   aponévrotique sur toute la hauteur de la région,
   aponévrose d'insertion lombaire se dédoublant en :
      α) *feuillet antérieur* :
         devant le carré des lombes,
         renforcé par le lig. cintré du diaphragme,
      β) *feuillet post.* : septum inter-musculaire latéral :
         moitié externe : peu épaisse,
         moitié interne :
            renforcée : par, de haut en bas :
               lig. lombo-costal de *Henle*,
               allant ap. Ire, IIe L. au sommet XIIe ou XIe côte,
               puissant : bord inférieur tranchant,
               masque angle lombo-costal,
               empêche palper du rein normal,
               indique la limite à ne pas franchir pour respecter
                  la plèvre (Récamier),
            trousseaux en éventails,
               rayonnant ap. costif. IIe, IIIe, IVe, Ve L.,
               celui de la Ve L. renferme lig. ilio-lombaire,
      fermant en avant et dehors loge sacro-lombaire,

b) *masse sacro-lombaire* : plus en dedans : loge large de 7 à
9 cm. ici ; épaisse de 3 à 5 cm ;

5⁰ PLAN MUSCULAIRE DE LA FOSSE LOMBAIRE :
profond, interne ; masqué par masse sacro lomb., presque entièrement ; constitué de deh. en ded. par :

a) *carré des lombes* :
constitué par *deux plans de f. musculaire* :

superficiel : allant de :
bord inférieur xiiᵉ côte en bas, dedans, à
ap. costiformes iiiᵉ, ivᵉ, vᵉ L.,
lig. ilio-lombaire,
lèvre interne crête iliaque,
profond : oblique en h., en arr., en dedans, de :
crête iliaque à
ap. costiformes iʳᵉ, iiᵉ, iiiᵉ L.,
recouvert par feuillet antér. de l'aponévrose du transverse,
renforcée comme nous le verrons,
masqué en haut et en dedans, ne *débordant* la masse sacro-lombaire qu'*en bas* et en dehors,
répondant dans sa moitié interne au rein,

b) *psoas* :
constitué par deux plans d'origine :
transversaire : ap. transv. xiiᵉ D., iʳᵉ, iiᵉ, iiiᵉ, ivᵉ L.,
corporéal : *tendinets* sur disques entre les vertèbres précédentes et portions voisines des corps vertébraux,
arcades fibreuses les unissant,
recouvert par ap. fascia iliaca, qui s'attache au b. infér. de
arcade du psoas, étendue entre iʳᵉ ap. transv. lomb. et
corps iiᵉ L.,
relevant fortement fosse lombaire et commandant l'obliquité
du rein,
traversé par les éléments du plexus lombaire, seuls les abdo-
mino-génitaux intéressent la région,
au cours de la néphrectomie lombaire, il faut autant que possible ménager :
n. grand abdomino-génital :
2 travers de doigt au-dessous de la xiiᵉ côte
au b. ext. du carré des lombes, puis
perforant transverse, glissant au-dessous P. O. ;
n. petit abdomino-génital,
a. et n. 12ᵉ intercostal, à travers le transverse,
a. 11ᵉ intercostal, sus-aponévrotique ;

11⁰ **p. diaphragmatique** : le rein est :
directement en rapport avec le DIAPHRAGME, qui :
s'insère sur :
ligament cintré : sommet xiiᵉ ou xiᵉ côte à iʳᵉ, iiᵉ ap. lomb.,
arcade du psoas et par ses piliers dr. et g.,
de façon variable, soit :
plan musculaire continu (rare),
plan discontinu, interrompu par *hiatus costo-lombaire*,
là, communique atmosphère graisseuse périnéale et tissu
cellulaire sous-pleural (import. pathologique),
indirectement, avec SINUS COSTO-DIAPHRAGMATIQUE :
plèvre descend plus ou moins bas, suivant que :
xiiᵉ *côte : courte : dépasse la côte*, qui est entièrement recouverte
par la plèvre,
xiiᵉ *côte : longue* : elle est *extra-pleurale dans son tiers externe*,

LA COUCHE CELLULO-GRAISSEUSE, RÉTRO-RÉNALE DE GEROTA, tapisse en avant ces deux portions diaphrag. et lombaire, les séparant du rein.

B. — CAPSULE FIBREUSE DU REIN : SON CONTENU :

Iº **capsule fibreuse :**

provient du dédoublement FASCIA PROPRIA sous-péritonéal de Velpeau, au niveau du bord externe du rein,

forme au rein une LOGE COMPLÈTE constituée :

coupe horizontale : par :

feuillet postérieur, rétro-rénal, Zuckerkand :
uni au plan graisseux de Gerota sous-jacent,
s'attachant en dedans b. interne psoas,
envoyant une expansion au hile rénal,

feuillet antérieur : fascia pré-rénal : Poirier :
transabdominal, d'un rein à l'autre, passant devant col. lombaire et les organes qui reposent là (V. C., aorte),
plus souvent, pour *Gérard : s'attache*
en dedans : pédicule rénal d'une part, v. cave inf. à dr., aorte à gauche, d'autre part,
en bas : forme gaîne au bassinet, qu'il accole au bord interne du rein, se continuant sur uretère (Albarran),

coupe verticale : montre que les deux feuillets :

au-dessus du rein : unis : formant :
LIG. PHRÉNO-RÉNAL (suspenseur du rein),

au-dessous du rein : s'écartent l'un de l'autre :
f. antérieur se perd sur péritoine,
f. postérieur sur paroi abdominale postérieure, d'où CANAL OUVERT EN BAS (ptose),

renforcée en avant par fascia d'accolements sous-péritonéaux :

à droite : ce sont :

FASCIA DE TREITZ : accolement du mésoduodénum :
au niveau de la portion sus-pédicul. du bord interne du rein (Albarran),

FASCIA DE TOLDT : accolement du mésocôlon transverse primitif sur le pôle inférieur du rein,

à gauche :

FASCIA DE TOLDT ET JONNESCO, par accolement du feuillet g. du mésoduodénum au-dessus de la racine du mésocôlon,

FASCIA DE TOLDT, par accolement du mésocôlon descendant au péritoine pariétal primitif au-dessous de la racine tertiaire du mésocôlon transverse ;

IIº **contenu de la capsule fibreuse :** formé par :

CAPSULE ADIPEUSE :
peloton adipeux dans réseau cellulo-conjonctif, moins épais chez la femme que chez l'homme,
inégalement répartie : maxima entre :
capsule surrénale et diaphragme,
hile et capsule,
rein et côlons,

CAPSULE SURRÉNALE :
enveloppée complètement par *capsule fibreuse,*
séparée du rein par cloison partie du fascia rétro-rénal,

ne suit pas le rein dans ptose, néphrectomie, parce que solidement
fixée pour son compte surtout sur gros vaisseaux et diaphragme,
position variable par rapport au pôle supérieur du rein, comme nous
le verrons,

REIN, qui présente à étudier :

bord interne :

situé :

à droite : V. CAVE INFÉRIEURE : qui est :
près et au contact souvent de sa partie supérieure,
plus éloignée (2 à 3 cm.), de sa partie inférieure,
à gauche : AORTE : *loin de lui* (2 à 4 cm.),

divisé par le HILE en trois portions :

a) **hilaire** : correspondant au sinus du rein,
prolongée au-dessus et au-dessous du hile par deux cornes
(Albarran),
donnant accès au *pédicule rénal,* qui, au milieu de la graisse,
s'enfonce à son intérieur,
ce pédicule étant constitué, d'avant en arrière, par :
v. rénale ou ses branches d'origine,
artère rénale et ses branches,
bassinet, collet de uretère,
plexus nerveux et gg.,
lymphatiques pré et rétro-pédiculaires,
voir question, **vaisseaux des reins ;**

b) **sus-hilaire :**
capsule surrénale :
en position *basse interne,* descendant dans triangle réno-
vascul. (Albarran),
recevant ou donnant :
a. capsulaire moyenne (aortique),
v. capsulaire moy. et inf. (v. rénale),

c) **sous-hilaire :**
bassinet et uretère, fixés au bord interne du rein par lig. de
Navarro,
vaisseaux urétériques,
vaisseaux spermatiques internes, en dedans, puis surcroisant
l'uretère plus bas,

pôle supérieur : répond :

CAP. SURRÉNALE :
position variable : extrême : basculée en dehors,
moyenne : haute,
recevant : a. capsulaire supérieure, qui s'épuise sur bord ext.
de la glande, formant avec les deux autres capsulaires un
cercle artériel complet,
fixée solidement par des *ligaments surréno, hépato, phréno-caves,*
v. cave supérieure : à droite seulement,

bord externe : rein répond :
diaphragme recouvrant 12e et 11e côtes,
carré des lombes,
arcades vasculaires exo-rénales,

pôle inférieur :
deux ou trois doigts au-dessus de la crête iliaque.

C. — EN AVANT DE LA LOGE : le rein est en rapport avec :

Iº **péritoine** : *le rein est un organe rétro-péritonéal en rapport avec les côlons*
(Hartmann) ; le péritoine pariétal ne tapisse le rein qu'incomplètement et de façon variable :

R. DROIT :
   la partie moyenne de la face antérieure est seule revêtue de péritoine,
      qui se continue :
        haut : foie : formant *lig. hépato-rénal,*
        dedans : D. 2 : *lig. duodéno-rénal,* hiatus Winslow,
          limitant en partie entonnoir prévestibulaire,
        bas : feuillet supérieur mésocôlon transverse,
        dehors : péritoine pariétal lombaire,

R. GAUCHE :
   le péritoine recouvre les 2/3 antérieurs du rein, se continuant en :
      haut : feuillet infér. du mésocôlon transverse,
      dedans : face gauche de angle duodéno-jejunal,
        inscrit et fixé entre rein et rachis,
        séparé du rein par :
          fossettes duodénales sup. et inférieure,
          arc vasculaire de Treitz,
          fossette paraduodénale (inconstante),
      bas : péritoine pariétal lombaire,
      dehors : feuillet droit du mésocôlon descendant, ou face droite du
        côlon descendant si pas de méso (Albarran) ;

II° viscères : le rein est en rapport :
  *principalement avec les **côlons** transverse et descendant,*
    rapport chirurgical de première importance, se faisant avec :
      COLON TRANSVERSE, qui :
        recouvre le 1/3 inférieur du rein droit,
          se continuant là avec angle hépatique colique,
          peut présenter l'une des deux dispositions :
            a) adhérence complète : pas de mésocôlon,
            b) fixité incomplète assurée par ligaments, lig. néphro-
              colique de Longyear,
        croise obliquement le rein gauche, se coudant à son extrémité
          supérieure pour se continuer avec
      COLON DESCENDANT, qui, allant plus en dehors, recouvre et
        déborde le bord externe du rein gauche,
  plus accessoirement et de façon variable pour chaque rein :
    r. droit :
      LOBE DROIT FOIE : recouvrant 2/3 supérieurs, présentant fossette
        rénale de His,
      DUODÉNUM D. 2 : au niveau du bord interne du rein (voir question
        duod.-pancréas) :
      TÊTE DU PANCRÉAS (parfois),
      CHOLÉDOQUE (décollement duodéno-rénal),
    r. gauche : le rein est en rapport avec : en
    haut :
      QUEUE DU PANCRÉAS et LIG. PANCRÉATICO-SPLÉNIQUE, qui
        s'insère obliquement en bas et à gauche devant le rein,
      ARRIÈRE-CAVITÉ, qui sépare le rein de la
      GROSSE TUBÉROSITÉ DE L.ESTOMAC (f. postérieure),
    haut et en dehors :
      F. RÉNALE de la rate,
    bas et en dedans :
      ANGLE DUODÉNO-JEJUNAL (pré-pédiculaire),
      ANSES GRÊLES,

VASCULARISATION :

INNERVATION :
    voir *question* vaisseaux et nerfs du reins.

Rapports de l'Estomac

DÉFINITION : réservoir musculo-membraneux intermédiaire à l'œsophage et au duodénum.

GÉNÉRALITÉS :
> **forme** : classiques : CORNEMUSE,
>> modernes : cône renversé à base supérieure présentant à étudier
>>> *corps* avec :
>>>> *deux faces* : antérieure, postérieure,
>>>> *deux bords* :
>>>>> *droit* : *petite courbure* : avec ses *deux segments* :
>>>>>> supérieur : vertical,
>>>>>> inférieur : coudé sur précédent, presque horizontal,
>>>>> *gauche* : *grande courbure* qui se *renfle à ses deux extrémités* :
>>>>>> supérieure : *grosse tubérosité* ou fond,
>>>>>> inférieure : *petite tubérosité*, qui forme, avec la portion horizontale de la petite courbure, le vestibule pylorique,
>>> *deux orifices* :
>>>> *cardia* en haut : se continuant à droite sans délimitation avec la petite courbure, à gauche séparé du fond de l'estomac par sillon plus ou moins profond qui correspond, sur la face intérieure de l'estomac, à la valvule de Gubaroff,
>>>> *pylore* en bas : véritable canal, long de 3 cm., large de 3 cm. ;
>>>> région inter-gastro-duodénale, délimitée :
>>>> à droite : sillons duodéno-pyloriques supér. et in
fér.,
>>>> à gauche : sillons pyloriques le séparant du vestibule
>>>>> supérieur : sur la petite courbure,
>>>>> inférieur : sur la grande courbure,
>>>> l'orifice pylorique proprement dit regarde en arrière, en haut, un peu à droite ;

> **direction** :
>> *classiques* : TRANSVERSAL : aspect cadavérique,

modernes : exploration chirurgicale et radiologique montre que :
    plein ou à demi rempli :
        FORME D'UN J, avec deux portions :
            supérieure : presque verticale, légèrement oblique en bas et
                à droite,
            inférieure : presque horizontale, légèrement ascendante en haut,
                à droite et en arrière,
    vide :
        VERTICAL (Tuffier), le pylore est alors le point le plus déclive,
            tandis que dans l'autre cas la petite tubérosité reste au-dessous
            et à gauche de lui (Labbé) ;

dimensions. :
    hauteur : 24 à 26 cm., jusqu'à 30 cm.,
    largeur : 10 à 12 cm.,
    épaisseur : 8 à 9 cm.,
    capacité : 1.200 cmc. en moyenne ;

situation :
    occupe : HYPOCHONDRE GAUCHE et *partie de l'*ÉPIGASTRE,
        les 4/5 sont à gauche de la ligne médiane,
        compris entre :
            diaphragme en haut, colon transverse en bas,
            foie à droite et en haut, rate à gauche,
    projection :
        orifices :
            CARDIA : Xe D. *ou flanc gauche de* XIe D.,
            PYLORE : variable car très mobile : orifice pylorique : *flanc droit*
                Ire L., bord inférieur, variant entre : XIe D. et IIe L., disque
                intervertébral Ire, IIe L.,
        corps :
            haut : 5e *côte*,
            bas : *horizontale passant par les extr. antérieures* X^e *cartilages* ;

moyens de fixité : l'estomac est mobile, surtout par sa *grande courbure*, qui se
    distend : fixé : au niveau de :
    p. supérieure surtout :
        CARDIA : en continuité avec l'œsophage, ne peut être abaissé,
            par fortes tractions, de plus de 2 à 3 cm.,
        FOND : adhérant au diaphragme par lig. phréno-gastrique,
    p. inférieure :
        continuité avec DUODÉNUM : qui ne devient organe très fixe
            qu'après la partie initiale de D. 1, qui, partageant les connexions
            périt., évolution de l'estomac, participe aussi à sa mobilité,
    petite courbure et face postérieure par :
        PETIT ÉPIPLOON ET LIGAMENTS PROFONDS DE L'ESTOMAC :

est suspendue à f. infér. du foie et diaphragme d'une part,
à région cœliaque d'autre part,

grande courbure, soutenue seulement par :
LIG. GASTRO-COLIQUE, *côlon transverse* et COUSSINET sous-
jacent des anses grêles.

EMBRYOLOGIE : elle permet de comprendre à la fois :
forme,
situation,
rapports péritonéaux,
fixité relative de l'estomac,

on assiste successivement à :

formation de la poche gastrique :
RENFLEMENT DU TUBE INTESTINAL qui est constitué au centre de la
cloison mésentérique dorso-ventrale,

RELIÉ par conséquent à :
paroi ventrale, par mésogastre antérieur :
dont le bord libre forme ligament hépato-duodénal qui constitue
dans son ensemble le petit épiploon dans lequel se développe
foie, bourgeons pancréatiques ventraux, etc.,
paroi dorsale, par mésentère dorso-hépatique, que la formation de la
cavité hépato-entérique dédouble en deux lames :
droite : formant surtout méso-hépato-cave,
gauche : mésogastre postérieur ;

rotation de l'estomac : elle se fait successivement *autour des deux axes :*

a) **vertical** : sagittal primitivement, il tourne *au centre du méso-dorso-*
hépatique non dévié ; en sorte que :
ORIENTATION DE SES FACES devient *différente :*
f. droite devient *postérieure,* la *gauche antérieure,*
bord ventral devient droit, bord dorsal gauche,
CERCLES ARTÉRIELS DE L'ESTOMAC subissent modifications :
grand cercle (bord ventral) :
formé par : anastomose de a. coronaire stomachique et a. hépatique par sa branche coronaire,
croise la face droite de estomac sagittal,
petit cercle (bord dorsal) :
formé par anastomose de a. splénique, par sa gastro-épiploïque,
et de a. hépatique, par gastro-épiploïque dr. et gastro-duodénale,
ces modifications de direction portent sur :
A. HÉPATIQUE, solidaire de 2 bords de l'estomac prend position intermédiaire, allant de paroi dorsale au milieu face postérieure du pylore,
A. SPLÉNIQUE, entraînée vers la gauche

ce qui à pour conséquences :
grand cercle : reste sous face postérieure estomac,
petit cercle : devié vers la gauche.

b) antéro-postérieur : passant par l'origine du *tronc cœliaque* :

ORIENTATION DES DEUX BORDS DE L'ESTOMAC DÉFINITIVE :
b. droit : ventral (petite courbure), se dirige maintenant en bas et à droite : regardant haut,
b. gauche : dorsal (grande courbure), s'oriente semblablement,

CERCLES ARTÉRIELS subissent une dernière modification :
grand cercle s'oriente dans un *plan oblique*, regardant en haut et à droite,
petit cercle, dans un plan presque *horizontal* ;

formation de l'arrière cavité des épiploons :

LA CAVITÉ HÉPATO-ENTÉRIQUE forme le *vestibule* de l'arrière-cavité des épiploons ; par suite du développement qu'elle a pris, grâce à la rotation et torsion de l'estomac,
s'étale sous le foie, rejette à droite, le mésogastre antérieur devenu petit épiploon,
l'accolement du mésoduodénum, rétrécissant par en bas la cavité hépato-entérique, à droite, détermine formation de l'*hiatus de Winslow*,

LE FEUILLET DROIT DU MÉSOGASTRE POSTÉRIEUR *s'invagine dans le cercle de la petite courbure*, derrière l'estomac, déterminant formation de faux de l'artère coronaire stomachique, pli a. hépatique, puis de la *poche mésogastrique*,

LE FEUILLET GAUCHE est entraîné et divisé par la *rate* et se relie par ses deux ligaments, en arrière, en avant,
les deux feuillets se rejoignent vers la gauche, limitant la poche rétro-stomacale ; l'insertion se fait au-dessus de l'artère splénique, non pas à la grande courbure, mais à droite d'elle ; seule une portion plus ou moins importante de la face postérieure de l'estomac n'est donc pas dans la bourse méso-gastrique ; cette portion correspond à la zone d'insertion du lig. phréno-gastrique ;
d'autre part, par suite de diverses coalescences, le fond de l'estomac, à la partie supérieure de la poche rétro-stomacale, est dépourvu de péritoine, en contact direct avec la paroi,
les deux feuillets réunis s'enfoncent dans le cercle de la grande courbure, se dilatant au-dessous de lui en une poche volumineuse, qui, glissant devant le côlon transverse, descend jusqu'au bassin, c'est la *poche épiploïque*, qui présente deux diverticules latéraux, s'avançant jusqu'aux angles coliques dr. et g. du côlon transverse,
à ce moment, l'arrière-cavité revêt la forme d'une *gourde de pèlerin*, avec *trois dilatations* et *deux rétrécissements* les séparant : correspondant aux cercles artériels,

la *poche épiploïque s'accole* dans toute sa partie inférieure jusqu'au côlon transverse et dans ses deux culs-de-sac dr. et g. ; cette portion accolée formera le grand épiploon avec son tablier et le lig. gastro-colique,

la *lame réfléchie de la poche épiploïque* s'accole, elle, au côlon transverse et au mésocôlon tr. primitif pour former le *mésocôlon transverse définitif,*

d'autre part, le *feuillet gauche du mésogastre postérieur s'accole au péritoine pariétal postérieur* dans toute sa portion rétro-pancréatique, constituant le *fascia de Toldt et Jonnesco* voir questions : **pancréas, rate, duodénum.**

dans l'ensemble il en résulte chez l'adulte une **arrière cavité restreinte** avec **deux poches :**

1º **gastro-hépatique** : le **vestibule,**
2º **rétro-gastrique : arrière cavité proprement dite** communiquant avec la précédente par le foramen bursæ omentalis,

limitée par :

portion restante du mésogastre postérieur,
portion mésocolon transverse et grand épiploon.

RAPPORTS : nous les étudierons successivement : avec :

A. — ORGANES VOISINS : il faut envisager :

1º **face antérieure** : présente *trois portions :*

a) *supérieure et droite :*
recouverte par f. inférieure LOBE GAUCHE DU FOIE qui présente sa large fosse gastrique, centrée par le tubercule épiploïque ; ce lobe gauche, développé, peut s'interposer entre estomac et diaphragme, s'avançant jusqu'à la rate,

b) *supérieure et gauche :*
forme avec la précédente les 5/6 de la face antérieure de l'estomac, elle aussi cachée, sous-jacente, de la *profondeur à la superficie,* au :
DIAPHRAGME, avec ses insertions chondro-costales, séparant l'estomac de

SINUS COSTO-DIAPHRAGMATIQUE, qui commence sur le VIIe cartilage costal, ligne mamelonnaire, et qui contient :

PLÈVRE, n'atteignant pas le fond du cul-de-sac,

POUMON, ne dépassant pas bord supérieur de la VIIe côte g.,
on comprend la gravité des lésions associées dans certaines plaies thoraco-abdominales.

ESPACE SEMI-LUNAIRE DE TRAUBE : c'est la partie inféro-antérieure g. du thorax, qui répond à la sonorité tympanique de l'estomac ; on sait sa valeur séméiologique ;
il est limité :

en bas : *rebord costal*, entre pointe de l'apophyse xiphoïde
et extrémité antérieure de la 11ᵉ côte gauche,

en haut : *ligne convexe, variable*, unissant les deux extrémités
de la ligne précédente dont la *flèche*, sur le *ligne mamelonnaire*, mesure en moyenne 10 cm., *atteignant le* ɪvᵉ
espace intercostal g.,

c) *inférieure* : abdominale, abordable dans le

TRIANGLE DE LABBÉ : limité :

à droite : bord antérieur du foie coupant obliquement la région
épigastrique,

à gauche : rebord costal gauche,

en bas : horizontale, unissant les extrémités antérieures des
9ᵉ cartilages costaux,

cette zone correspond essentiellement à la région pylorique,
directement abordable au-dessous des plans superficiels, par
incision médiane sus-ombilicale ; parfois cependant, masquée
soit par *côlon transverse* qui s'interpose entre pylore et paroi,
soit par rétraction de l'estomac au-dessous du rebord costal,
comme on le rencontre souvent au cours des gastrotomies pour
cancer de l'œsophage faites tardivement ;

2° **face postérieure** : repose sur :

DIAPHRAGME : de façon variable :

1/3 *supérieur* : lui *adhère* directement,

2/3 *inférieur* : séparé de lui par un certain nombre d'organes
qui constituent le *lit de l'estomac*,

l'insertion du mésocôlon transverse le long du bord inférieur du
corps pancréatique, sur la paroi abdominale postérieure, permet d'étudier rapports de f. postérieure de l'estomac :

a) **par l'intermédiaire du mésocolon**, avec organes sous-jacents,
c'est-à-dire :

4ᵉ PORTION DU DUODÉNUM,

ANGLE DUODÉNO-JÉJUNAL et *muscle de Treitz*,

ANSES GRÊLES (gastro-entéro-st., transmésocoliques),

b) **au-dessus du mésocolon transverse**, par l'intermédiaire de
l'arrière-cavité des épiploons, les organes suivants, de droite
à gauche, entrent en rapport avec lui :

CORPS DU PANCRÉAS (ulcères térébrants),

REIN GAUCHE : entre empreinte splénique et empreinte
colique,

CAPSULE SURRÉNALE GAUCHE,

RATE : *face gastrique* (*voir question* rate), reliée par épiploon
gastro-splénique ;

3° **petite courbure** : par ses deux portions, encadre la RÉGION CŒLIAQUE DE LUSCHKA, qu'il faut décrire complètement, d'où elle reçoit ses éléments de suspension, de vascularisation en partie, *voir question* **tronc cœliaque :**

4° **grande courbure :**

donne attache au LIG. GASTRO-COLIQUE, contenant les vaisseaux et lymphatiques de la grande courbure, l'unissant, par l'intermédiaire de l'épiploon gastro-splénique, à

RATE :

COLON TRANSVERSE : directement : bord colique de Chaussier :

rappelons que le *décollement colo-épiploïque* ou mieux la désinsertion colique du grand épiploon ; la traversée dans une zone avasculaire de l'épiploon gastro-colique ; le dépouillement de la grande courbure : permettent l'exploration de la face postérieure de l'estomac.

5° **grosse tubérosité** : elle est en rapport :

en haut :

en dedans : FOIE, qui la déborde plus ou moins,

en dehors : DIAPHRAGME, qui la sépare de :

péricarde et cœur,

plèvre et f. infér. du poumon g.,

en dedans : séparé par sillon de ŒSOPHAGE,

en arrière :

en haut : accolée au DIAPHRAGME : *lig. phréno-gastrique,*

en bas : *péritonéale,* repose sur la RATE,

en avant et en dehors : mêmes rapports que *face antérieure de l'estomac, à laquelle elle fait suite ;*

6° **orifices :**

cardia :

avant : gouttière du LOBE G. DU FOIE,

arrière : AORTE, qui la sépare du flanc g. de la xe dorsale et du pilier g. du diaphragme,

pylore : voir question **pylore.**

B. — PÉRITOINE : l'étude embryologique nous permettra d'être bref :

f. antérieure : le péritoine qui la recouvre se continue :

en haut, à droite : *feuillet antérieur,* PETIT ÉPIPLOON,

en haut : *lig. triangulaire* du foie,

en bas : *feuillet antérieur,* LIG. GASTRO-COLIQUE,

à gauche : LIG. GASTRO-SPLÉNIQUE : feuillet g.,

f. postérieure : présence ARRIÈRE-CAVITÉ DES ÉPIPLOONS rend les rapports plus complexes ; si on étudie deux coupes, on voit que sur :

coupe horizontale : loge *ouverte à droite,*
par FORAMEN BURSÆ OMENTALIS qui fait communiquer le vestibule et bourse rétro-stomacale,
le *feuillet postérieur* péritonéal formant, de *droite à gauche* :
feuillet post. petit épiploon,
feuillet rétro-stomacal,
feuillet post. lig. gastro-splénique, puis se réfléchit au hile de la rate, formant :
feuillet ant. lig. pancréatico-splénique,
se continuant péritoine pré-pancréatique, postérieur de l'arrière-cavité,
coupe verticale : LOGE RÉTRO-STOMACALE est *close,* fermée en haut et en bas par la réflexion des deux feuillets postér. et antérieur de l'arrière-cavité, l'une dans l'autre.

VASCULARISATION, INNERVATION :

artères : voir question **tronc cœliaque,**
veines : voir question **veine porte,**
lymphatique : trois courants, d'après Cunéo :
splénique,
sous et rétro-pylorique,
petite courbure : remontant haut vers le cardia ;

innervation :

PNEUMOGASTRIQUE G. : rameaux gastriques, le long de la petite courbure : surtout : r. pylorique récurrent,
PNEUMOGASTRIQUE D. : qq. rameaux œsophagiens,
SYMPATHIQUE, par plexus solaire et plexus péri-artériels, donne plexus intra-musculaire et sous-muqueux.

Plante du Pied

DÉFINITION : *homologue de la paume de la main.*

LIMITES :

SUPERFICIELLEMENT :

> *avant* : pli digito-plantaire,
>
> *arrière* : bord concave en avant, la séparant de la région postérieure du cou-de-pied,
>
> *latéralement* : bords du pied,

PROFONDÉMENT :

> *jusqu'aux muscles et loge interosseuse plantaire* INCLUSIVEMENT.

CONSTITUTION : *de la superficie à la profondeur*, 3 loges que nous étudierons successiv. :

> a) LOGE SUS-APONÉVROTIQUE,
>
> b) LOGE SOUS-APONÉVROTIQUE,
>
> c) LOGE INTEROSSEUSE :

A. LOGE SUS-APONÉVROTIQUE :

constituée, de la superficie à la profondeur, par :

PEAU : épaisse, dure, surtout au niveau des points d'appui du pied, c'est-à-dire tête des 1er et Ve métatarsiens, talon (siège des maux perforants),

TISSU CELLULAIRE sous-cutané : formé par couche cellulo-graisseuse emprisonnée par petits tractus dans logettes ; présentant *trois bourses séreuses* correspondant aux points d'appui,

APONÉVROSE PLANTAIRE SUPERFICIELLE, formée de 3 portions :

1. ap. plantaire proprement dite (médiane) ; solide, resplendissante, insérée :

> *en arrière* : *sur 2 tubérosités inf. du calcanéum,*
>
> *latéralement* : limitée par :
>
>> *cloisons intermusculaires externe et interne,* s'insérant au fond des rigoles qui séparent superficiellement l'ap. médiane des ap. latérales,
>>
>> *Testut* : formations continues,

Dujarrier : forme de véritables peignes entre les dents
desquels passent les différents organes allant de
la loge *sous*-aponévrot. méd. aux loges latérales
sous-aponévrotiques,

Delorme : a précisé leur direction par rapport à celle
des vaisseaux de la plante,

en avant : divisée en 5 *languettes digitales, avec chacune* :
faisc. médian : s'insérant à la peau, face plantaire de
l'orteil correspondant,
faisc. latéraux : contournant l'articul. : phalango-métatar-
sienne correspond., se continuant sur sa face dorsale,
en sorte que chacune de ces articulations, avec ses tendons, ses
lombricaux et ses interosseux, forme un tout séparé par du tissu
cellulaire lâche de l'articulation voisine ;

constituée par :
fibres longitudinales et
fibres transversales, moins importantes qu'à la paume de la
main : surtout marquée au niveau des espaces inter-
digitaux,

2. aponévrose externe :
dans sa moitié postérieure : forte : LIG. CALCANÉO-5e MÉTA-
TARSIEN,
dans sa moitié antérieure : mince, laisse voir :
tendon du m. abducteur du 5e orteil dans sa *fourche* aponévrotique,
muscles courts du 5e *orteil* en dedans,

3. aponévrose interne :
mince : recouvrant l'adducteur du gros orteil,
constitue en arrière le lig. annulaire interne du cou-de-pied ;
tendu entre la malléole interne et tubérosité postéro-interne
du calcanéum,
adhère au tendon de l'adducteur,
se continuant en haut avec les 2 aponévroses jambières,
fermant d'autre part le canal calcanéen,

contenant : *vaisseaux et nerfs superficiels* :

ARTÈRES : *négligeables* : venant de la tibiale postérieure et des deux
artères plantaires,
VEINES : formant la *semelle veineuse plantaire de Lejars* :
adhérente à la face profonde du derme, dans de véritables canaux
dermiques,
gagnant le réseau dorsal du pied et *v. marginales*, par :
avant : espaces inter-digitaux,
latéralement : contournant les bords du pied,
arrière : montant de chaque côté du talon,
LYMPHATIQUES : formant un *abondant réseau*,

NERFS : viennent :

    1/3 *postér.* : rameau *calcanéen et r. plantaire du n. tibial post.*,
    2/3 *antér.* :
        en dedans : *n. plantaire interne* et *n. saphène interne,*
        en dehors : *n. plantaire externe,*
    donnant sensibilité exquise à la plante, disparaissant au cours du tabès,;

B. LOGE SOUS-APONÉVROTIQUE :

    limitée par :

        superficiellement : FACE PROFONDE APON. PLANTAIRE SUPERF.,
        profondément : AP. PLANTAIRE PROFONDE, recouvrant le plan
           interosseux, plutôt tissu cellulaire dense qu'une aponévrose,

    occupée par :

    3 plans musculaires superposés, qui sont :

    A) **plan superficiel :** *de dedans en dehors,* formé par :

        M. ADDUCTEUR DU GROS ORTEIL :
        inséré en arrière :
           principalement : *tubérosité postéro-interne calcanéum,*
           accessoirement : *expansion interne du lig. annulaire ant.,*
                f. tibiales postérieures,
                tubercule du scaphoïde,
        se terminant en avant par tendon qui s'attache sur *extrémité*
           postérieure et interne du gros orteil sur :
                sésamoïde et base 1re *phalange,*

        M. COURT FLÉCHISSEUR PLANTAIRE :
        inséré en arrière sur :
           tubérosité postér. ext. et interne f. inf. calcanéum,
           aponévrose plantaire moy., qui lui adhère intim.,
           cloison intermusculaire interne (accessoirement),
        corps charnu trapu et épais se jetant sur :
        4 *tendons qui glissent dans coulisses ostéo-fibreuses des orteils,*
           se dédoublant sur le tendon du fléchisseur profond corres-
           pondant, pour s'insérer par deux languettes sur les *bords*
           latéraux de la 2e *phalange des orteils,*

        M. COURT ABDUCTEUR DU 5e ORTEIL :
        inséré en arrière sur :
           tubérosité postéro-externe du calcanéum, et glissant sous le
           m. court fléchisseur plantaire, également sur *tubérosité*
           post. interne de cet os,
           *aponévrose-plantaire ext. : lig. calcanéo-*5e *métatars.,*
        tendon apparaît dans une fourche aponévrotique dont :
           dent externe s'insère sommet tubérosité du 5e métat.,
           dent interne se perd sur cloison intermuscul. ext.,
        se terminant sur :
           tubérosité externe base 1re *phalange,*

B) plan moyen :

séparé du plan superficiel par lame aponévrotique assez
résistante qui recouvre les vaisseaux,

constitué par :

fléchisseur propre du pouce (tendon),

fléchisseur commun (tendon), et ses annexes,

TENDON LONG FLÉCHISSEUR PROPRE DU POUCE :

venu de derrière l'astragale, est recouvert par l'adducteur
du pouce, et croise profondément le fléchisseur commun,
auquel il envoie une anastomose tendineuse constante,

s'insère, après être passé entre les 2 sésamoïdes, sur *base de
la phalange unguéale du pouce,*

TENDON FLÉCHISSEUR COMMUN :

situé derrière la malléole interne, glisse dans la gouttière
calcanéenne au-dessus de l'adducteur du 1er orteil, affleu-
rant la partie la plus saillante du sustentaculum tali, sur-
croisé par le long fléchisseur du gros orteil,

se divise en 4 tendons suivant exactement la face profonde
des tendons du court fléchisseur plantaire,

ils glissent avec eux dans les coulisses ostéo-fibreuses des
orteils, *perforent sur la 2e phalange les tendons courts flé-
chisseurs, et s'insèrent enfin sur base de la 1re phalange des
orteils,*

*ces tendons, en raison de leur faiblesse et de leur obliquité,
ont besoin d'être renforcés et redressés,*

ces rôles sont remplis par :

α) EXPANSION DU LONG FLÉCHISSEUR DU GROS ORTEIL

qui se divise pour renforcer les tendons 2, 3,

ß) CHAIR CARRÉE DE SYLVIUS (accessoire du long fléchisseur),

constituée par :

lame superficielle : née de la face infér. et externe
du calcanéum, elle se jette sur le *tendon commun* qu'elle
renforce et redresse en masse,

lame profonde : venant de toute la gouttière calcanéenne, se jette sur *face profonde* du tendon fléchisseur
commun *épanoui,*

γ) LOMBRICAUX au nombre de 4,

annexés à ce même fléchisseur commun,

naissent de façon un peu différente :

le premier : du bord *interne* tendon 2e *orteil,*

les trois derniers : de la *fourche des tendons voisins,*

se terminent en *croisant le bord interne de l'articulation
métacarpo-phalangienne* du doigt auquel ils se rendent,

adhérent plus ou moins à la base de la 1re phalange,

se terminant surtout sur le *tendon extenseur* correspondant,

c) **plan profond** : il est :
  ligamenteux et tendineux dans da partie postér.,
  musculaire dans sa partie antérieure :

1° P. LIGAMENTEUSE. constituée par :

  α) GRAND LIG. CALCANÉO-CUBOIDIEN :
    s'insérant sur le calcanéum, face inférieure, depuis la
      tubérosité antér. jusqu'aux postérieures,
    se divisant en deux faisceaux :
      1. *f. superficiel* : se continuant avec presque tous les
    muscles *courts*, plus antérieur,
      2. *f. profond* : *cuboïdien*, s'attachant en arrière de la
    gouttière du long péronier latéral, et, par d'autres fais-
    ceaux, passant en pont au-dessus de lui, transformant
    sa gouttière en canal,

  β) LIGAMENT CALCANÉO-SCAPHOIDIEN INFÉRIEUR,
    formant sangle sur laquelle repose la tête de l'astragale,
    reçoit l'insertion du faisceau superficiel du lig. latéral
      interne du cou-de-pied,

  γ) TENDON DU M. JAMBIER POSTÉRIEUR,
    épanouissement tendineux fort, complexe,
    imbriqué avec les éléments voisins, s'insérant sur :
      tubercule du scaphoïde,
      3 cunéiformes,
      base des 3 premiers métatarsiens,

  δ) TENDON DU M. LONG PÉRONIER LATÉRAL,
    glissant dans le canal cuboïdo-plantaire,
    inséré à :
      base du 1er métatarsien et sur le
      1er cunéiforme,

2° P. MUSCULAIRE : constituée par des muscles courts convergents en
  avant, soit vers le 1er ou le 5e orteil ; ce sont :

  α) *vers le gros orteil, les muscles :*

  1. COURT FLÉCHISSEUR DU GROS ORTEIL :
    naissant par un tendon commun aux 2 portions par :
      f. superficielles : aponévrose moy. : cloison interne,
      f. moyens, grand ligament calcanéo-cuboïd. et sur
        expansion du *jambier postérieur,*
      f. profond : 2e *et* 3e *cunéiformes,*
    s'unissant par chacun de ses chefs avec :
      en dehors : *abducteur* : *muscle sésamoïdien externe,*
      en dedans : *adducteur* : *muscle sésamoïdien interne,*

  2. ABDUCTEUR DU GROS ORTEIL : 2 faisceaux :
      p. oblique : venant principalement de :
      cuboïde : base des 2e, 3e, 4e *métatarsiens,*

se terminant sur :
sésamoïde ext. et base de 1ʳᵉ phalange,

p. transverse : venant de :
f. infér. : articul. métatars. phalang. 3, 4, 5,
se terminant sur :
sésamoïde externe et tendon de abducteur oblique,

6) vers le 5ᵉ orteil :

ces muscles naissent par un *tendon comm. complexe*
de : *aponévrose plant., lig. calc.-cuboïd. : long péronier l.,*
mais, de plus :

COURT FLÉCHISSEUR : prend attache sur :
cuboïde et base du 5ᵉ métatarsien et se rend :
articul. métatarso-phal. et base de 1ʳᵉ phalange,

OPPOSANT : va :
5ᵉ *métatarsien : flanc externe :*

au contraire de ce qui se passe à la main, les muscles et tendons de la
plante sont dépourvus de gaînes synoviales, à l'exception toutefois du
tendon du long péronier latéral

vaisseaux et nerfs : glissant dans cette loge : entre le plan musculaire superficiel et moyen :

A) **nerfs** : branches terminales du n. tibial postér., ce sont :

N. PLANTAIRE INTERNE :

plus gros que le n. plantaire externe,
né au niveau de la pointe de la malléole interne,
passe sous le f. profond du m. adducteur 1ᵉʳ orteil,
situé entre les 2 muscles fléch. c. et propre 1ᵉʳ orteil,
puis, plus bas, en dedans d'eux :
se comporte comme le *n. médian* à la main :
br. collatérales :
n. cutané plantaire,
br. musculaire pour :
court adducteur 1ᵉʳ orteil,
court fléchisseur 1ᵉʳ orteil,
court fléchisseur plantaire,
chair carrée de Sylvius,
br. articulaires,
br. terminales :
interne : n. collat. interne gros orteil,
r. chef interne court fléchisseur 1ᵉʳ,
externe : se divisant en :
r. interne : n. interosseux 1ᵉʳ espace, donnant :
n. du 1ᵉʳ lombrical,
n. chef sésamoïd. ext. court fléchisseur,
collat. int. 2ᵉ ort. ext. gros orteil,

  r. externe : *contourne* le bord externe du court fléchisseur, et se divise, entre ce muscle et aponévrose plant., en :
    n. interosseux 2e *espace* donnant,
    n. du 2e *lombrical*,
    collatéraux ext. 2e *ort., int.* 3e,
    n. interosseux 3e *espace*, donnant :
    collatéraux ext. 3e, *interne* 4e *ort.*,
    anastomose avec n. plantaire ext. ;

N. PLANTAIRE EXTERNE :
 vertical, croise l'origine de artère plantaire externe,
 croise tendon fléchisseur propre pouce p. devenir ext.,
 croise ensuite obliquement en bas et en avant la plante du
   pied, présentant *trois portions* :
 oblique : entre court fléch. plant. et chair carrée,
 antéro-postérieure : 4e espace,
 oblique : par ses deux branches terminales,
  br. collatérales :
   br. muscul. ; *abduct. et court fléchiss.* 5e *orteil*,
  br. terminales : naissent fin 1re p. oblique :
   superficielle :
    n. 4e *espace interosseux*, donnant
     n. collat. ext. 4e, int. 5e orteil,
     anast. nerf plant. interne,
    n. coll. ext. 5e *orteil*,
   profonde : filant dans région interosseuse, où nous la
    retrouverons ;

B) artères : branches de a. tibiale postérieure :

 A. PLANTAIRE INTERNE :
  sous-jacente au nerf à son origine, elle le croise plus bas pour
  lui devenir interne,
  située dans la loge interne du pied,
  se divise de façon variable au niveau de la tête du 1er métacarpien :
   r. interne : musculaire,
   r. moyen : satellite de la collatérale interne du gros orteil,
   r. externe, suit le n. plantaire interne,
    l'accompagne entre aponévrose plant. superf. et 1er plan
    muscul., ne formant qu'exceptionnellement, par anas-
    tomose avec l'art. plantaire ext., une arcade plant.,

 A. PLANTAIRE EXTERNE : diamètre d'une artère radiale,
  présente *trois portions comme le nerf*, mais *sa dernière portion
  reste uniquement profonde*,
  à l'union avec portion antéro-postér., elle forme un coude
  qui embrasse le 2e et le 3e plan musculaire de la loge sous-
  aponévrotique,

le nerf plantaire externe est en avant de l'artère,
branches collatérales :
origine : br. sous-calcanéenne (Eyme),
oblique : r. ostéo-articul, muscul., etc.,
coude : a. collat. ext. 5e orteil,
br. terminale : profonde, plan interosseux ;

c) **veines** : 2 par artère ;

d) **lymphatiques** : peu nombreux ;

e) **tissu cellulo-adipeux** : peu abondant, surtout autour des vaisseaux.

C. LOGE INTER-OSSEUSE :

limitée par :

SUPERFICIELLEMENT : *aponévrose plantaire profonde,*
PROFONDÉMENT : *métatarsiens : f. infér. : m. interosseux plantaires,*

contenant :

artères :

PLANTAIRE EXTERNE : portion transversale, allant de la base du 5e métacarpien à l'extrémité postérieure du 1er espace interosseux, où elle *s'anastomose* à plein canal avec :
PÉDIEUSE : devenue plantaire et formant avec elle
ARCADE PLANTAIRE (homologue de art. plam. profonde),
cette arcade repose sur l'aponévrose plantaire profonde qui la sépare du faisceau oblique de l'abducteur du gros orteil,
accompagnée par 2 ARCADES VEINEUSES PLANTAIRES,
LYMPHATIQUES,
BR. PROFONDE N. PLANT. EXT. *en avant,*
abandonnant : par :
convexité : 4 *artères interosseuses,*
la 1re interosseuse a une origine distincte,
concavité : rameaux ostéo-articulaires,
f. supérieure : a. perforantes postérieures ;

nerf plantaire externe : *branche profonde :* donnant :
convexité : n. interosseux profonds 2e, 3e, 4e,
s'épuisant dans artic. métac. phal.,
donnant :
n. lombricaux 3, 4,
concavité : r. ostéo-articulaires,
terminaison :
n. interosseux 1er,
n. abducteur oblique,
n. abducteur transverse.

Péricarde

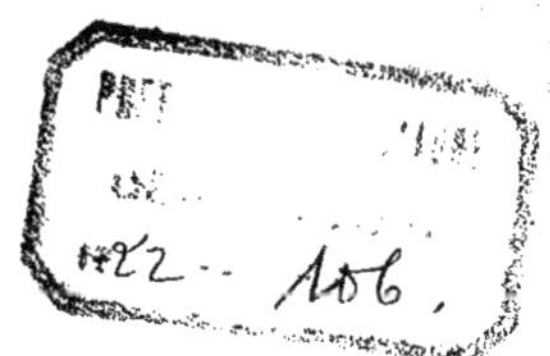

DÉFINITION : *sac fibro-séreux renfermant le cœur et constitué par :*
a) **gaine fibreuse externe** *de soutien, de suspension,*
b) **séreuse interne** *de glissement.*

EMBRYOLOGIE : *le développement du péricarde est lié à celui de :*

1° **diaphragme** : constitué par :
a) BOURGEON VENTRAL, masse transverse, d'où vient bourgeon hépatique,
b) DEUX BOURGEONS LATÉRAUX : origine différemment comprise, soit :
a) masses restées indivises dans le clivage du mésoderme,
b) entraînées par la montée des canaux de Cuvier,
c) complétés, en arrière, où persiste un hiatus, par la montée des DEUX PILIERS POSTÉRIEURS, PILIERS D'USKOW ;

2° **cœur** : *qui subit un double déplacement :*
a) DESCENTE : le cœur, primitivement céphalique, derrière les arcs pharyngiens, relié par des mésocardes antérieur et postérieur aux parois correspondantes, descend,
il perd ses deux mésocardes, ne conservant d'eux que l'épicarde,
b) TORSION : le pôle veineux, constitué par les canaux de Cuvier, vient se placer derrière le pôle artériel, ce qui a une double conséquence :
α) *les lames pleuro-péricardiques*, entraînées par les canaux de Cuvier, et s'insérant en bas sur le septum transversum, viennent séparer la portion postérieure du cœlum qui formera les plèvres de la portion antérieure péricardique ; elles forment la plus grande partie du sac péricardique, sauf sa partie antérieure, constituée par une formation particulière, la *lame fibro-amiotique de Cadiat*,
β) *le sinus de Theile* reste ainsi inclus dans la cavité péricardique.

GÉNÉRALITÉS :

forme :

CADAVRE : *cône aplati d'avant en arrière, sommet supér., base inférieure,*
VIVANT : *sans forme propre* (Poirier), appliqué et plissé sur le cœur *comme un vêtement mouillé trop grand,*

on lui décrit anatomiquement :
> *faces antérieure et postérieure : deux bords,*
> *base,*
> *sommet ;*

dimensions :
> HAUTEUR : 13 à 14 centimètres,
> LARGEUR : 7 cm. *en arrière,* 14 cm. *en avant,*
> PROFONDEUR : 7 cm. *en haut,* 10 cm. *en bas ;*

capacité :
> PHYSIOLOGIQUE : répond au *volume du cœur,*
> DILATABILITÉ : *brusque* jusqu'à 250 cmc., *lente* jusqu'à 2.000 cmc. *parfois ;*

situation :
> MÉDIASTIN ANTÉRIEUR, *étage inférieur, se prolongeant sur les gros vaisseaux*
> *qui occupent l'étage supérieur ;*

projection :
> **avant** : SUR PAROI STERNO-COSTALE : limitée par :
> *haut : horizontale, passant par* 2e *cartilage,*
> *droite : ligne joignant la* 2e *à la* 5e *articul. chondro-costale,*
> *gauche : ligne joignant la* 2e *articul. chondro-costale à la* 6e,
> *bas : horizontale passant par base apophyse xiphoïde,*
> **arrière** : sur la colonne dorsale : répond aux
> 6e, 7e, 8e, 9e *vertèbres, dites vertèbres cardiaques.*

MOYENS DE FIXITÉ : *le péricarde s'attache à tous les organes voisins :*

> **lig. phréno-péricardiques** : *les plus importants :*
> **antérieur :**
> ÉPAIS de 1 cm. : s'insère très en avant du centre phrénique,
> REMONTE *sur la face antér. du péricarde,* se dédouble :
> un *feuillet ascendant* : qui reçoit à sa partie moyenne les renfor-
> cements du lig. inter-pleural et xipho-péric.,
> un *feuillet horizontal* qui limite en avant la zone d'adhérence
> de la face diaphragmatique du péricarde,
> EN ÉQUERRE : *longue br. antér. : petite br. latérale droite,*

> **latéraux :**
> tous deux sont *à droite,* de chaque côté de la V. C. I.,
> GAUCHE : peu marqué,
> DROIT : le plus important : se dédoublant au-dessous du pédicule
> pulmonaire droit pour l'engaîner entre ses deux feuillets antér.
> et postérieur, *se continuant en haut avec les lig. vertébro-péricard.,*

> **lig. vertébro-péricardiques :**
> ORIGINE : *variable :*
> **Béraud** : *aponévrose prévertébrale,* 4e *cerv. à* 5e *dorsale,*
> **Sébileau** : *aponévrose cervicale transverse,*
> **Richet** : *aponévrose cervico-péricardique,*

SE TERMINANT en se divisant en *deux faisceaux* :
> *f. antérieur* : se jette sur la face antér. du péricarde,
> *f. postérieur* : se jette sur le pédicule pulmonaire droit,
>> se dédouble sur lui, pour se continuer avec lig. phréno-
>> péricardique droit de Teutleben,

lig. sterno-péricardiques : au nombre de deux :
> **supérieur** : s'insérant par *deux faisceaux* :
>> a). *f. post. du manubrium sternal*, en dedans des vaisseaux mam-
>> maires internes,
>> b) *f. postér. 1re côte (lig. costo-péricardique : Richet)*,
>> s'insérant en arrière sur le péricarde, en avant de l'aorte ascen-
>> dante,
> **inférieur** : *xipho-péricardique* :
>> *base de l'ap. xiphoïde à face antér. du péricarde, sur la p. moyenne*
>> *du lig. phréno-péric. antérieur,*

lig. trachéo-œsophago-péricardiques, etc.,

lig. thymo-péricardiques.

RAPPORTS : nous étudierons successivement :
> *le péricarde fibreux*, puis :
> *le péricarde séreux* :

I. Péricarde fibreux :
> **f. antérieure** : *vaste, convexe en avant, elle est recouverte par plans suivants* :
>> PLANS SUPERFICIELS : peau, tissu cellulaire, chef sternal du grand
>> pect.,
>> PLAN STERNO-COSTAL et les espaces inter-chondraux correspondants,
>> *muscle triangulaire du sternum* :
>>> s'attache par un tendon bords latéraux ap. xiphoïde et 1/3 inf.
>>> du corps de l'os, pour s'éparpiller de là sur :
>>> 3e, 4e, 5e, 6e cartilages costaux et portion osseuse voisine des
>>> côtes, s'insérant sur leur face interne et bord inférieur,
>>> adhère en dehors par sa face profonde à la plèvre sous-jacente,
>>>> fait dont l'importance chirurgicale est grande ; en effet, si l'on réussit
>>>> à désinsérer ce muscle du sternum, on peut facilement le récliner en de-
>>>> hors avec la plèvre ; le péricarde sous-jacent devient accessible sans
>>>> blessure de la plèvre, même dans sa portion masquée ;
>> *vaisseaux mammaires internes* : constitués par :
>>> *a. mammaire interne* (abandonnant à diaphragmatique supérieure
>>> qui rejoint le n. phrénique correspondant) :
>>> *deux veines mammaires satellites,*
>>> *gg. lymphatiques* : logés dans les fossettes de Souligaux,
>>>> Ce paquet vasculaire a, par rapport au bord du sternum,
>>>> situation un peu variable ; dans l'ensemble, à 1 cm. en haut,
>>>> s'en écarte à 2 ou 3 cm. vers le 6e cartilage ; donc, ponctionner
>>>> le péricarde au ras du sternum ;

descend derrière les espaces inter-chondraux, plaqué sur eux, passant devant le triangulaire du sternum,

les culs-de-sacs pleuraux, séparés par le lig. inter-pleural antérieur, s'insinuent entre le plastron sterno-costal et la face antérieure du péricarde et permettent de considérer successivement qu'elle présente *trois zones* concentriques :

> *inter-pleurale,*
> *sous-pleurales,*
> *sous-pleuro-pulmonaires,*

a) zone inter-pleurale :

limitée par la réflexion des culs-de-sacs pleuraux antérieurs,

partis de la face post. des artic. sterno-claviculaires,

présentent trois portions :

> *supérieures* : oblique en bas et en dedans :
> *convergent* sur face post. sternum : ligne 2e cartilage,
> *moyennes* : *verticale, médiane,* du 2e au 4e cartilage, accolées,
> *inférieures* : *divergentes de façon différente* :
> > *droite,* bas en dehors ; gagnant le 7e cartilage ; à ce moment, quitte la face postérieure du sternum,
> > *gauche* : bas et en dehors, coupant :
> > le 5e cartilage à 1 cm. 1/2 du sternum,
> > le 6e — 2 cm. —
> > le 7e — 2 cm. 1/2 —

délimitant ainsi deux triangles opposés par le sommet :

> *tr. supérieur* : *tr. médiastinal supérieur* :
> répond au sommet du péricarde, se perdant sur les gros vaisseaux : crosse et v. cave sup.,
> occupé par le thymus ou ses débris, qui s'interposent entre le plastron sternal et lui,

> *tr. inférieur* : *tr. médiastinal inférieur* :
> répond à portion découverte du péricarde ; c'est l'aire de **matité absolue du cœur ;**
> entre le plastron sterno-costal et le péricarde à ce niveau, dans l'espace pré-péricardique, correspondant à la pointe du cœur en bas et à gauche, *l'appareil séro-graisseux du cœur* (Poirier),

cette zone inter-pleurale est variable comme le trajet des culs-de-sacs pleuraux qui la limitent ; en effet : ils peuvent :

> suivre les bords du sternum, en restant séparés,
> se recouvrir :
> > en redingote : cul-de-sac dr. s'avance sur le gauche,
> > en jaquette de femme : g. recouvrant le droit ;

b) zone sous-pleurale :

> A DROITE : *peu importante : en effet, b. antér. des poumons :*
> *expiration* : à 1 cm. du fond du cul-de-sac,
> *inspiration moyenne* : à qq. millimètres du fond,
> *inspiration forte* : au contact du fond du sinus,

A GAUCHE : seulement dans sa *troisième portion, cul-de-sac reste toujours libre*, au niveau de l'*espace complémentaire de Gerhardt*, par suite de l'échancrure cardiaque que présente à ce niveau le bord antérieur du poumon gauche ; échancrure qui se prolonge en bas par le processus linguiforme, s'insinuant devant le péricarde au niveau de la pointe du cœur ; cette incisure cardiaque, qui commence au niveau du 4e cartilage, présente son point culminant au niveau de la 5e articulation chondrocostale, pour se terminer au milieu du 6e cartilage costal ;

c) **zone sous-pleuro-pulmonaire** : est donc de beaucoup la plus importante ; d'où la complexité des blessures du cœur en général ; rappelons que la plèvre adhère assez intimement à ce niveau à la fibreuse péricardique ;

entre les plèvres et le péricarde descendent latéralement les *deux nerfs phréniques* et les *vaisseaux diaphragmatiques supérieurs* :

phrénique droit : vertical, court, profond,
phrénique gauche : oblique, long, plus superficiel,
repoussé qu'il a été en avant par a. s.-clav. g., il descend sur la face antér. du péricarde,
le droit au contraire près du bord latéral droit de celui-ci ;

bords latéraux : bords d'attache en rapport :

en haut : PÉDICULE PULMONAIRE, ses éléments artériels et veineux sortant ou rentrant en ce point,

en bas : LIG. TRIANGULAIRE DES POUMONS : sous-jacent au pédicule, tendu entre le péricarde et l'œsophage, à sommet pédiculaire, à base diaphragmatique ;

face postérieure : en rapport : avec :

PLAN SUPERFICIEL *de haut en bas* : constitué par :
bifurcation de la trachée et origine des deux bronches,
correspondant uniquement au *sommet* du péricarde f.,
gg. inter-trachéo-bronchiques,
lig. triangulaire,

PLAN MOYEN : essentiellement constitué par :
œsophage, qui s'avance dans l'espace circonscrit par les gg. en haut, le lig. triangul. en bas,
en rapport direct avec presque toute la hauteur de la face post. du péricarde, répondant au *cul-de-sac de Haller* qu'il déprime ; séparé seulement d'elle en bas par le *lig. triangulaire droit* et le *petit cul-de-sac pleural pré-œsophagien droit,*
uni par des lig. œsophago-péricardiques,
pneumogastrique gauche : se glissant sur face antér. de l'œsophage, au contact direct du péricarde,

v. cave inférieure : rapport très peu étendu ; elle a à peine une portion sus-diaphragmatique, se terminant d'emblée dans l'oreillette droite,

espace de Portal : circonscrit par : en avant : péricarde,

à droite et en bas : v. cave inf.,

en arrière : œsophage,

occupé par quelques ganglions lymphatiques,

PLAN PROFOND : *sans aucun rapport direct avec péricarde* :
aorte thoracique et canal thoracique à gauche,
g. veine azygos, à droite,
colonne vertébrale, 5e à 9e dorsale, en arrière ;

base : face phrénique inférieure de Gérard : *repose sur* :

DIAPHRAGME : il faut étudier :

forme : triangulaire à

base antérieure : convexe en avant, séparée de la paroi par
espace pré-péricardiaque qui devient de plus en plus profond
de gauche à droite ; à 1 cm. de la paroi en dedans, 3 à 5 cm.
en dehors ; s'unissant avec la paroi antérieure du péricarde
en formant le *sinus phréno-péricardique*,

sommet postérieur : répondant à la *v. cave inf.*,

bords latéraux : convergeant en arr. vers v. cave inf.,
formant les sinus phréno-pleuro-péricardiques latéraux, par
suite de l'accolement de la plèvre,
le *bord droit : sagittal*,
le *bord gauche : oblique fortement*,

SITUATION : répond au *centre phrénique*, recouvre complètement
la *folliole antérieure, une grande partie de la folliole droite, un
peu la gauche*,

ADHÉRENT au *diaphragme, de façon différente suivant points* :

a) *niveau de son pourtour* : essentiellement et surtout :
base et 1/3 ant. bord droit : lig. phréno-péric. antér.,
bords latéraux : moins : lig. phréno-péric. latéraux,

b) *par sa surface, repose plus qu'il n'adhère au diaphragme*,
sauf sur 1 cm. en arrière de son bord antérieur,
dans le reste de son étendue, *décollable*, par suite de la présence d'un tissu celluleux lâche provenant du fascia endo-
thoracique. (Rouvière) ;

sommet : *se perd sur adventice des gros vaisseaux : v. c. sup. et crosse*, surtout
sur cette dernière entièrement intra-péricardique dans toute
sa portion ascendante,

répondant :

en avant :
triangle médiastinal supérieur : thymus, ses reliquats,

en arrière :
bifurcation des bronches.

II. péricarde séreux : constitué par *deux feuillets limitant la cavité péricardique,
se réfléchissant l'un dans l'autre* :

feuillet viscéral : tapisse le cœur entièrement, passant en pont sur les *sillons inter-ventriculaires et inter-auriculo-ventricul., tapissant les gros vaisseaux de façon variable :*

  GAINE COMPLÈTE : *crosse et a. pulmonaire,*
  GAINE INCOMPLÈTE : *v. caves et pulmonaires,*
se réfléchissant dans le

feuillet pariétal, doublant le sac fibreux, suivant une ligne de réflexion simple sur le hile artériel, complexe sur le hile veineux ;
en sorte que, si on explore le cœur et les vaisseaux après ouverture du péricarde, on constate qu'il *présente deux zones :*

  ANTÉRIEURE : *ventriculo-artérielle :*
   le doigt peut faire le tour des deux ventricules, acccocher et ramener le pédicule artériel,
  POSTÉRIEURE : *auriculo-veineuse :*
   fixe, le doigt ne peut en faire le tour ;
   aucune des veines qu'il reçoit n'a une gaîne complète permettant de l'isoler sur le doigt ;

ligne de réflexion : nous l'étudierons sur les deux hiles du cœur :

  HILE ARTÉRIEL : elle commence à 6 cm. de l'origine de la
  crosse aortique : derrière le tronc artériel brachio-céphalique, présentant la *corne supérieure du croissant* qu'elle forme dans son ensemble ;
  croise obliquement sa face antérieure, s'insinue entre elle et l'a. pulmonaire au-dessous de sa bifurcation *(corne inférieure du croissant),*
  passant *sous*

  a. pulmonaire gauche, puis derrière la *bifurcation du tronc pulmonaire,* puis sous l'*artère pulmonaire droite,* pour remonter derrière la crosse à son point de départ ;
  ce hile artériel comprend, rappelons-le :
   CROSSE,
   A. PULMONAIRE,
   A. CORONAIRE G. et VAISSEAUX ANTÉR.,
   NERFS CARDIAQUES, BR. DU PLEXUS,
   VIRICULœ AORTæ,
   REPLIS SEMI-LUNAIRES DE RUIDSFLEICH :
    aortique,
    infundibulaire,
    pulmonaire ;
  voir question : **crosse de l'aorte ;**

  HILE VEINEUX : *la ligne de réflexion forme, sur la face postérieure des oreillettes un T dont la branche verticale est dirigée en bas ;*
  en effet, partie de la f. ant. de la v. c. sup. laisse à découvert une partie de sa face postérieure, s'insinuant en petits culs-de-sac entre elle et la V. P. S. D., puis les V. P. S. D. et I. D., puis entre V. P. I. D. et V. C. inférieure, passant derrière elle,

puis en dedans, remontant obliquement, décrivant le *grand cul-de-sac de Haller*, vers les V. P. S. et I. gauches, pour, de là, former la barre transversale du T en suivant le bord supérieur des oreillettes qui la ramène devant la V. C. supér. au contact du hile artériel,

entre les deux hiles : SINUS TRANSVERSE DE THEILE :

triangulaire à base supérieure, avec :

paroi antérieure : le hile artériel,

paroi postérieure : les auricules et paroi antér. des oreillettes g. et dr.,

toit : péricarde fibreux qui entoure en se dédoublant la *branche droite de l'a. pulmonaire* à son origine,

orifices : les faisant communiquer avec la grande cavité,

  droit : entre :

    aorte : en dedans,

    v. c. supér. : en dehors,

    a. pulm. droite : en haut et en arrière,

    auricule droite : en bas et en avant,

  gauche :

    tronc a. pulmon. : en dedans,

    auricule et V. P. supér. gauche : en dehors et en bas,

    a. pulmonaire g. et pli vestigial : en haut ;

cavité péricardique : virtuelle sur le vivant.

VAISSEAUX ET NERFS :

artères :

péricarde fibro-séreux : viennent :

  a. diaphragmatique supérieure : latéralement,

  a. bronchiques et œsophagiennes : en arrière,

péricarde viscéral :

  a. coronaire

veines : *satellites des artères,* allant :

  v. diaphragmatique et quelquefois à V. C. supér.,

  v. azygos,

nerfs : phrénique et récurrent droit : plexus cardiaque (p. viscéral).

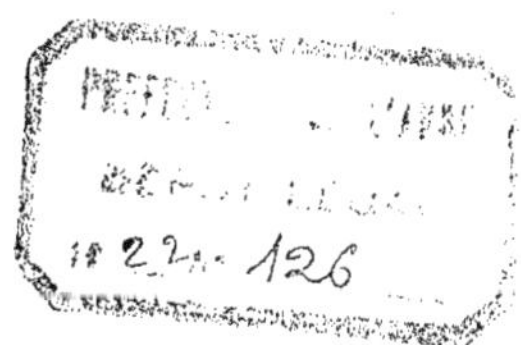

Pancréas

DÉFINITION : *glande digestive annexée au duodénum*, dans lequel se déverse le suc pancréatique.

GÉNÉRALITÉS :

Forme : variable : organe *plastique*, comparée successivement à LANGUE DE CHIEN (Winslow), CROCHET (Sommernig) ; il présente :

    a) TÊTE : *renflée, verticale, à droite,*

    b) CORPS : *allongé, transversal, à gauche,* séparé de la tête par portion rétrécie : COL ou isthme pancréatique,

    c) QUEUE, termine sans délimitation le corps, elle peut être
        a) longue, mince : estomac alors volumineux,
        b) courte, épaisse : estomac rétracté, vide ;

Direction : il faut l'envisager :

    sens transversal : OBLIQUE EN HAUT ET A GAUCHE :
        le point le plus élevé de la tête au-dessous du niveau supérieur du corps,

    sens antéro-postérieur : ÉPOUSE LA CONVEXITÉ DE LA COLONNE LOMBAIRE, parfois *S* italique sur le plan horizontal, la tête s'infléchissant en avant, la queue en arrière ;

Dimensions :

    POIDS : 80 gr. : atrophie sénile (Assmann),
    LONGUEUR : en place : 15 cm. ; étale : 22 cm.,
    LARGEUR : 4 cm. maximum sur le corps,
    ÉPAISSEUR : 2 cm. environ ;

couleur : BLANC GRISATRE au repos, ROSÉ en activité ;

aspect : GRANULEUX ;

Consistance : *assez ferme* ;

Situation :

    épigastre et hypochondre gauche,
    à droite de la ligne médiane, 1/3 étendue, à gauche 2/3,
    ÉTAGE SUS-MÉSOCOLIQUE *presque entièrement, sauf le 1/3 infér.* DE LA TÊTE dans l'ÉTAGE SOUS-MÉSOCOLIQUE,
    profondément situé entre :
        latéralement : DUODÉN. 2 ET RATE,
        avant : ESTOMAC :
    correspondant superficiellement :
        haut : horizontale passant par extr. antér. 8e côtes
        bas : 2 travers de doigt au-dessus de l'ombilic droit :
        classiques : *2 travers de doigt, ligne médiane*
        modernes : *ext. ant. 10° espace interc. droit* sur la ligne para-sternale droite

 gauche :
  classiques : *2 c¹ dedans ligne mamelonnaire g.*
  modernes : *ligne para-st. 8ᵉ côte gauche extr. ant.*
 arrière : couché transversalement sur colonne lombaire, *entre* XIIᵉ D. et IIIᵉ L., le plus souvent SUR Iʳᵉ et IIᵉ L.

EMBRYOLOGIE : complexe : il faut envisager :

 1º **formation du pancréas** : naissant par *trois ébauches* :

  a) *tout d'abord, on trouve en effet* :

   α) ÉBAUCHE DORSALE : dans l'épaisseur du mésentère commun primitif, avec un canal excréteur constituant : *c. de Santorini et portion du corps et queue du c. de Wirsung,*

   β) DEUX ÉBAUCHES VENTRALES, autour du bourgeon hépatique primitif, dont le canal excréteur se jette également dans le duodénum *(c. de Wirsung de la tête),*

  b) *fusion des trois ébauches se produit ensuite* :

   succède à la *torsion du duodénum* et a pour conséquences :
   connexion avec cholédoque du pancréas définitif,
   formation d'un canal excréteur de Wirsung unique, par union des canaux des bourgeons dorsaux et ventraux ; le canal de Santorini persiste mais perd de son importance ;

 2º **forme et rapports** qu'il contracte : *corrélatifs du déplacement des divers segments du mésentère* (Fredet),
  pancréas, logé dans l'*anse duodénale,* inclus dans le *mésoduodénum,* sagittal comme eux et l'estomac ;
  il pénètre dans le mésogastre postérieur : on assiste à :

  a) **différenciation de la tête et du corps du pancréas.**
   au moment de la formation de la bourse mésogastrique, *le pancréas se coude le long de l'artère hépatique* qui croise sa face droite : le pancréas :
    au-dessous de a. hépatique, devient *tête,*
    au niveau : isthme,
    au-dessus : corps et queue : dont l'extrémité supérieure est devenue gauche ; la face primitivement droite, supérieure ; la face gauche, inférieure,

  b) **disposition dans le sens frontal** de la glande : en effet :
   a) TÊTE : *suit duodénum, s'accole par sa face primitivement droite,* devenue postérieure à paroi abdominale postérieure,
   b) CORPS ET QUEUE, contenus dans la lame postérieure du sac épiploïque, qui se développe, refoulant en bas et sur la paroi postérieure le corps et la queue du pancréas, qui deviennent ainsi frontaux,

  c) **formation du petit pancréas.**
   lié à l'*enroulement de l'anse duodénale* et de la tête pancréatique *autour de l'axe mésentérique supérieur* ; ce qui explique, outre les rapports avec ce pédicule vasculaire si important, les rapports secondaires contractés par le pancréas avec le mésocolon et sa racine transverse,

 3º **fixation du pancréas** à la paroi par FASCIA D'ACCOLEMENT :
  a) **rétro-pancréatique** : qu'il faut étudier au niveau :
   TÊTE : **fascia de Treitz** :
    coalescence du feuillet droit du mésoduodénum primitif et péritoine pariétal postérieur,

segment de cercle de 270° dont le centre est à l'artère mésentérique supérieure, la circonférence limitée par la portion fixe de l'artère hépatique et les trois dernières portions du duodénum,

CORPS ET QUEUE : **fascia de Toldt** :

coalescence de la lame directe descendante, feuillet post., du grand épiploon avec péritoine pariétal primitif :

transversalement, la racine du mésogastre, postérieure, est progressivement reportée vers la gauche à mesure que se poursuit l'accolement du corps et de la queue du pancréas ; la portion libre du mésogastre formant le lig. pancréatico-gastrique, dédoublé en deux portions par l'apparition de la rate qui se développe entre pancréas et estomac, à mi-chemin, dans le mésogastre postérieur non accolé, il en résulte deux ligaments : en avant : gastro-splénique ; en arrière : pancréatico-splénique,

de haut en bas, l'accolement se fait entre a. splénique et racine du mésocolon transverse, qui s'est abaissée, et à laquelle va répondre le bord inférieur du corps du pancréas,

b) **pré-pancréatique** : il faut considérer :

a) ZONE SUS-MÉSOCOLIQUE :

TÊTE : **fascia de Toldt et Jonnesco** : à droite de la ligne gastro-duodénale, provient du mésogastre,

CORPS ET QUEUE : *pas de fascia d'accolement,*

b) ZONE SOUS-MÉSOCOLIQUE : *n'existe qu'au niveau de*

TÊTE : subdivisée par *racine du mésentère* en :

1. *segment droit* : fascia d'accolement dû à la soudure du mésentérium commune,

2. *segment gauche* : accolement avec feuillet antérieur du mésoduodénum primitif.

MOYENS DE FIXITÉ : *le pancréas est un des organes les plus fixés* de la cavité abdominale : cela tient à :

a) **fixité du duodénum**, qui l'encadre et auquel il envoie ses canaux excréteurs,

b) **connexions avec péritoire pariétal et fascia d'accolement,**

c) **cadre vasculaire** qui, par le *tronc cœliaque* et l'*artère mésentérique supérieure*, le rattachent à l'*aorte abdominale*,

cependant, la fixité n'est pas uniforme :

queue : *mobile plus ou moins*, suivant les cas, d'où possibilité de la mobilité des tumeurs qui se développent sur cette portion de l'organe,

corps : *fixé absolument* par angle duodéno-jéjunal,

exceptionnellement, par absence de coalescence : *mobilité* ; le pancréas peut alors, dans certains cas, se hernier.

RAPPORTS : *nous les envisagerons dans les divers segments de l'organe* :

TÊTE : ÉTENDUE A L'INTÉRIEUR DE L'ANNEAU DUODÉNAL, elle *présente* :

crochet pancréatique : petit pancréas de Winslow développé aux dépens de p. inférieure et g. de la tête s'étendant devant la 3ᵉ portion et presque devant la 4ᵉ s'enroulant sur lui-même, forme une gouttière recevant l'origine de la veine porte,

inégalement développé: si très développé peut s'étendre :
haut : jusque derrière le col
droite : sans a. mésentérique supérieure,
tubercule sus rétro-duodénal de Wiart en haut.

DONNE INSERTION AU COL *sur sa face antérieure*, cette insertion ou isthme
divise cette face en deux segments :

nous allons envisager maintenant chaque face prise individuellement :

1° **f. antérieure** : nous considérons successivement rapports avec :

péritoine : la tête pancréatique est *croisée* par :

RACINE DU MÉSOCOLON TRANSVERSE, à l'union 1/3 inférieur et 2/3 supérieur, coupant à droite pied de la II° D., à gauche atteignant angle duodéno-jéjunal qui lui est sous-jacent, *divisant la face antér. de la tête en deux portions sus et sous-mésocoliques* :

a) *au-dessus de la racine du mésocolon transverse*, la paroi antérieure de la tête répond :
à gauche de l'artère gastro-duodénale, à la *paroi postérieure de l'arrière-cavité des épiploons*, qui ne dépasse pas la ligne de la gastro-duodénale (Wiart),
à droite : *paroi postér. étage sus-mésocolique*,

b) *au-dessous de la racine du mésocolon transverse*, la face antérieure est recouverte par le *feuillet inférieur du mésocolon* qui va se continuer avec le feuillet droit du

MÉSENTÈRE, branche en T, au-dessous de lui, se fixant le long du bord droit du D. IV, atteignant les vaisseaux mésent. sup. sur D. III à sa partie 1/4 gauche,

arrière du péritoine : au contact de la glande : *trois portions* :
sur isthme :

A. GASTRO-DUODÉNALE, se bifurquant au-dessous de lui en :
a. gastro-épiploïque droite,
a. pancréatico-duodénale inférieure droite,

a. droite de isthme :
rameaux vasculaires, P. D. I. D.,

à gauche : de bas en haut :
VAISSEAUX MÉSENTÉRIQUES SUPÉRIEURS :
passant *sur le petit pancréas*, les séparant de D. III,
puis montant derrière isthme, formés par :

A. MÉSENTÉRIQUE SUPÉRIEURE : *à gauche*, abandonnant là :
a. colique supérieure dr. : qui s'enfonce de suite dans la racine du mésocolon tr., croisant la tête au niveau de la zone située en bas et à droite de l'isthme,
a. pancréatico-duodénale inférieure gauche : passe entre crochet en D. III, pour s'anastomoser avec a. pancréat.-duod. inférer droite,

VEINE MÉSENTÉRIQUE SUPÉRIEURE *à droite*, se continuant avec l'origine de :
VEINE PORTE, située *derrière isthme, devant tête* ;

avant du péritoine : on rencontre, séparé par lui de la tête :
PYLORE : marquant son empreinte sur la glande,
recouvrant entièrement la tête, d'après Charpy ?

COLON TRANSVERSE, sous-jacent, uni à lui *lig. gastro-colique*,
croisant angle inférieur et droit de la tête ;

2º face postérieure : elle est en rapport avec :

fascia de Treitz : que nous avons précédemment étudié, qui la recouvre toute entière : ferme loge duodénodpancréatique, la fixe sur la paroi abdominale post., plan de clivage dans le décollement duodéno-pancréatique qui permet d'explorer le cholédoque,
> 1. en l'écartant des organes profonds, dangereux,
> 2. en l'exposant et rendant plus accessible,

importance chirurgicale considérable,

avant du fascia de Treitz : cóntre la tête, on trouve :

C. CHOLÉDOQUE :
dirigé enbas, avant, droite,
rapports intimes avec le pancréas, de façon variable :
> p. supér. : dans gouttière rétro-pancréatique,
> p. infér. : intra-pancréatique : se jetant b. g. de D. II,

entouré souvent par un *anneau vasculaire* formé : en avant, artère ; en arrière de lui : veine satellite,

traversant le quadrilatère de **Quénu**, allant du 1/3 interne du bord supérieur à 1/2 du bord droit, quadrilatère circonscrit par les trois premières portions du duodénum et par, à gauche, la veine grande mésaraïque et son prolongement,

ART. DUODÉNO-PANCRÉATIQUE SUPÉRIEURE DROITE :
branche de l'artère gastro-duodénale, née au bord supérieur de la tête, contournant celle-ci ; passant en avant, à droite, puis en arrière du cholédoque,

s'anastomosant avec *a. pancréatico-duodénale* infér. et gauche, formant avec elle, derrière la partie moyenne de la tête, l'*arcade pancréatico-duodénale postérieure des classiques*, à laquelle s'adjoint

ARCADE VEINEUSE SATELLITE, parallèle, *rétro-cholédocienne*, se jetant à la fois dans v. porte et v. grande mésaraïque,

GROUPE RÉTRO-PANCRÉATIQUE *des ganglions lymphatiques,*

arrière du fascia de Treitz, contre la colonne, on rencontre :

VEINE CAVE INFÉRIEURE et ses affluents : *v. rénale droite* et *v. spermatique droite* (homme),
rétro-cholédocienne, parallèle à lui
ganglions pré-cave l'accompagnant,

PILIER DROIT DU DIAPHRAGME, s'insinuant entre elle et

AORTE ABDOMINALE, qui n'est en rapport avec la tête que juste *derrière le petit pancréas* ;

3º circonférence : elle doit être envisagée :

haut : le TUBERCULE SUS-RÉTRO-DUODÉNAL s'enfonce dans le petit épiploon, dans l'*angle porto-cholédocien* ; en effet, à ce niveau, les deux organes s'écartent l'un de l'autre ; par rapport au tubercule,

à gauche :
V. PORTE : glissant devant tête, derrière l'isthme,
A. GASTRO-DUODÉNALE : née devant la v. porte de l'artère hépatique, glisse sur l'isthme, atteignant la face antérieure de la tête où nous l'avons déjà étudiée,

à droite :
ENCOCHE DUODÉNALE de Wiart, qui *épaule le coude des* D. I et D. II,

droite :
DUODÉNUM : D. II : formant une gouttière qui embrasse cet intestin ; la tête du pancréas l'embrasse comme la parotide le maxillaire

inférieur (Verneuil), débordant surtout sa face antérieure, moins sa face postérieure,

    bas, à gauche :

ARCADE DUODÉNO-PANCRÉATIQUE INFÉRIEURE, *artérielle et veineuse,* reposant sur D. III, recouverte par le petit pancréas, de Winslow ou processus linguiforme.

COL : réunit corps et tête : long de 2 cm., large de 3 cm.,
    limité :

      classiques : *haut* : TRONC CŒLIAQUE,
          bas : A. MÉSENTÉRIQUE SUPÉRIEURE,
      Charpy : *haut* : croissant concave limité :
        avant : tubercule sus-rétro-duodénal,
        arrière : *tubercule épiploïque* (His), occupé par A. GASTRO-DUODÉNALE et non par tronc cœliaque, caché derrière le tubercule de His,
        bas : v. mésentérique supérieure,

    en rapport avec :

  avant :

    PYLORE : PORTION PÉRITONÉALE DU DUODÉNUM, séparée par l'arrière-cavité de face antérieure du col,

    A. GASTRO-DUODÉNALE dans son sillon vertical : c'est là qu'on va la lier au cours des pylorectomies,

  arrière :

    TRONC DE LA VEINE PORTE, formé par la confluence de :
      v. mésentérique supérieure sur face ant. du segment g. de la tête,
      v. mésentérique inférieure rejoignant la
      v. splénique ou parfois directement origine portale,

    A. PANCRÉATIQUE MOYENNE (Hallu), br. de a. hépat. ou splénique, se divisant au bord inférieur du col en deux branches :
      br. droite : anastomotique avec a. gastro-duodénale : formant arcade sous-isthmique,
      br. gauche : a. pancréatique transverse, suit le bord inférieur du corps jusqu'à la queue sans s'anastomoser avec artère splénique.

CORPS : prismatique triangulaire : trois faces, trois bords :

  f. antérieure : elle est recouverte par :
    PÉRITOINE, *face postérieure de l'arrière-cavité, se continuant avec*
    RACINE DU MÉSOCOLON TRANSVERSE, *en bas,* et séparant du
    CORPS DE L'ESTOMAC, avec lequel elle prend souvent adhérence pathologique, qui, d'autre part, marque sur le pancréas son empreinte,

  f. postérieure :
    fascia de Toldt :
    avant du fascia :
      VAISSEAUX SPLÉNIQUES : glissant dans *deux gouttières,*
      ARTÈRE : *sus-jacente* à la veine,
        sus à son origine, elle est *rétro* et enfin *pré-pancréatique,* rectiligne chez l'enfant, sinueuse chez le vieillard et déborde, abandonne ses branches gastriques que nous retrouverons,
      VEINE : *sous-jacente,*
        reçoit derrière tête la veine petite mésaraïque,

arrière du fascia :
>de droite à gauche : recouvert par *fascia péri-rénal* :
>>AORTE : verticale, sur pilier gauche : donnant :
>>>*tronc cœliaque*, entouré de son plexus solaire,
>>>>*a. mésentérique supérieure* sous-croisée par grosse veine rénale gauche,
>>>PÉDICULE RÉNAL GAUCHE et *surtout*
>>>>V. RÉNALE GAUCHE : en rapport dans toute son étendue avec la moitié inférieure de la face postérieure du corps du pancréas, depuis ses trois branches d'origine hilaire,
>>>>recevant :
>>>>>*v. capsulaire moyenne*,
>>>>>*v. spermatique gauche*,
>>>>*a. rénale*, ne se rapproche qu'en dehors,
>>>REIN G. et *capsule surrénale*, dépassant toujours en haut,
>>*plus en arrière : sans rapport direct :*
>>>diaphragme, col. lombaire, derniers espaces intercostaux,

bord supérieur : irrégulier, sinueux, transversal :
>arrière : croise :
>>COLONNE LOMBAIRE, CAPSULE SURRÉNALE, REIN GAUCHE,
>avant : croise perpendiculairement :
>>ESTOMAC, face postérieure union 1/3 moyen 1/3 inférieur,
>gauche : *échancré par passage des* VAISSEAUX SPLÉNIQUES,
>droite : TUBERCULE ÉPIPLOIQUE, *dépassant de 2 cm. petite courbure*,
>>arrière de lui : tronc cœliaque et plexus solaire,
>>avant de lui : tubercule épiploïque du lobe gauche du foie,

face inférieure : inclinée en bas et en avant :
>FEUILLET INFÉRIEUR DU MÉSOCOLON TRANSVERSE la recouvre, par son intermédiaire, elle repose, *de droite à gauche*, sur :
>>• ANGLE DUODÉNO-JÉJUNAL,
>>ANSES GRÊLES,
>>ANGLE GAUCHE DU COLON,

bord antéro-inférieur : la limite en avant : net, rectiligne,
>RACINE DU MÉSOCOLON s'attache sur lui,

bord postéro-inférieur : intimement appliqué sur :
>REIN, angle duodéno-jéjunal.

QUEUE : *sans limites précises : deux cas :*
a) COURTE, MASSIVE :
>*épiploon pancréatico-splénique, long de un à quelques centimètres*,
b) LONGUE, EFFILÉE : arrive au *contact* de la *rate*, en rapport :
>>avant : ARRIÈRE-CAVITÉ et le péritoine de sa f. postér.,, vaisseaux spléniques pré-pancréatiques,
>>arrière : *f. interne de la* RATE, en arrière du hile.

CANAUX EXCRÉTEURS : au nombre de deux :

C. de Wirsung : occupe toute la longueur de la glande,

transversal, sinueux, coudé, 2 cm. de plus que la glande,
présentant deux portions :
  a) *gauche :* répondant à *queue, transversal,*
  b) *droite :* oblique en bas et à droite, s'accole au *flanc gauche du cholédoque,* se jetant avec lui dans l'ampoule de Vater,
situé, à sa terminaison, au-dessous et un peu en arrière du cholédoque,
s'ouvrant dans l'ampoule de Vater :
    isolément ou
    l'un dans l'autre : entre les deux un éperon,

C. de Santorini :
oblique en bas et à gauche,
se jetant dans le c. de Wirsung à l'angle de ses deux portions,
s'ouvre, d'autre part, dans la petite caroncule, sur paroi interne 1/2 de
    D. ii, au-dessus de la grande caroncule.

VAISSEAUX ET NERFS : proviennent :

artères, de :
GASTRO-DUODÉNALE, donnant :
  collat. : *pancréatico-duodénale supérieure droite,*
  terminales :
    pancréatico-duodénale inférieure droite,
    gastro-épiploïque droite,
SPLÉNIQUES :
  collatérales :
    a. pancréatique du corps et de la queue,
    a. pancréatique moyenne de Haller (souvent),
  terminales : dans épiploon pancréatico-splénique,
MÉSENTÉRIQUE SUPÉRIEURE : donne :
    a. pancréatico-duodénale infér. g.,

veines : *allant à :*
  V. SPLÉNIQUE,
  V. MÉSENTÉRIQUES : suivant les artères,

lymphatiques : ganglions sont groupés en :
  GROUPE SUPÉRIEUR : de l'*artère splénique,*
  GROUPE INFÉRIEUR : de *a. mésentérique supérieure,*
  GROUPE DROIT : *devant tête et* D. ii,
  GROUPE GAUCHE : *dans épiploon pancréatico-splénique,*

nerfs : viennent du PLEXUS SOLAIRE, formant plexus péri-artériels.

Œsophage

DÉFINITION : *portion du tube digestif allant du pharynx à l'estomac.*

EMBRYOLOGIE :

se forme aux dépens de l'INTESTIN PRIMITIF, divisé par deux *lames latérales*
se soudant sur la ligne médiane, en *deux tubes* :

a) *antérieur* : formant *larynx et trachée*,

b) *postérieur* : constituant l'*œsophage* ;

l'*épithélium* du tube œsophagien proviendrait, pour :

les *auteurs allemands* : de l'*endoderme* primitif,

Cadiat : *ectoderme*, qui supplante l'endoderme, formant un épithélium
parvimenteux stratifié, qui envahit l'œsophage par les fentes brachiales,

GÉNÉRALITÉS :

limites :

ORIFICE SUPÉRIEUR : situé à 15 cm. des arcades dentaires, répond :

en avant : bord inférieur du cartilage cricoïde,

*latéralement : bord infér. du muscle constricteur inférieur du pharynx
(faisceau cricoïdien),*

en arrière : corps de la VIe *cervicale, tubercule antér. de l'apophyse
transverse de cette vertèbre, latéralement (tubercule de Chassaignac) ;*

ORIFICE INFÉRIEUR : *se projette*

*en avant : angle costo-xiphoïdien gauche, exactement sur le cinquième
interne du cartilage de la* VIIe *côte gauche et sur le* VIe *espace
voisin,*

en arrière : à 3 cm. à gauche ligne médiane, répond flanc g. de la
X[e] *dorsale ou disque* X-XI,

sur l'estomac, sa terminaison est indiquée :

*à gauche : sillon, regardant à droite, et séparant de lui la grosse
tubérosité de l'estomac, auquel répond, sur la muqueuse,
la valvule de Gubaroff,*

*marquant l'accolement des deux épithéliums gastrique et œsophagien
avec, à son sommet, une ligne dentelée qui indique le passage d'une muqueuse à l'autre,*

*en avant, en arrière, à droite, la continuation se fait directement,
rien ne vient l'indiquer ;*

direction : *sensiblement verticale,*

présente dans son ensemble des courbures :

transversale : rejeté qu'il est :

à gauche, par la trachée,

à droite, par la crosse aortique,

antéro-postérieur :

suit celles de la colonne vertébrale,

s'en *écartant au niveau de la* IIIe *ou* IVe D.,
traversant le médiastin postérieur : en étant :
vertical (Mouton),
courbe, à concavité postérieure (Pirogoff) ;

trajet : présente à considérer 4 *segments* :
CERVICAL,
THORACIQUE,
DIAPHRAGMATIQUE,
ABDOMINAL ;

forme : il faut la considérer sur :

le cadavre : c'est un *cordon musculaire à peu près régul.*,

fortement aplati jusqu'à la bronche gauche,
cylindrique, au-dessous, jusqu'au diaphragme,
en *entonnoir*, dans sa portion abdominale,

après légère insufflation, *moniliforme*, avec

4 *points rétrécis* :
cricoïdien : orifice supérieur,
aortique : IVe dorsale,
bronchique : Ve dorsale,
sus-diaphragmatique,
3 *dilatations intermédiaires*,
nombreux sont les rétrécissements inconstants, qui, au total, font penser
que l'œsophage primitif est un *organe segmentaire*, comme la colonne
vertébrale (Mehnert)

dimensions :
LONGUEUR : 25 cm.,
LARGEUR : 2 à 3 cm.,
ÉPAISSEUR : 1 cm.,
CALIBRE :
normal : variable avec les auteurs, admettant :
Morrosow et **Jonnesco** : bougie de 2 cm. diamètre,
Mouton : bougie de 1 cm. 7,
Mehnert : parfois pas plus de 1 cm. 5,
dilatabilité lente est considérable (batteleurs).

MOYENS DE FIXITÉ : nombreux ! sont formés par :

GAÎNE VISCÉRALE,
ADHÉRENCE AU CANAL DIAPHRAGMATIQUE,
PÉRITOINE,
EXPANSIONS MUSCULO-ÉLASTIQUES, *ban tout ce qu'il rencontre* :
avant :
corps thyroïde : lig. thyro-œsophagien,
trachée : muscle trachéo-œsophagien,
à peu près constant, très variable comme aspect,
parfois faisceau musculaire, oblique en bas et en avant,
long de 2 à 3 cm., large de 5 à 6 mm.,
péricarde :
droite :
bronche droite,
plèvre droite,
aorte thoracique et grande azygos,

gauche :
plèvre gauche,
crosse aortique et portion descendante,
sous-clavière g. à son origine,
branche gauche,
au niveau de cet entrecroisement, les trousseaux fibro-
musculaires sont constants ; peuvent même être nettement
isolés les uns des autres (Treitz),

arrière :
colonne vertébrale : portion supérieure de son trajet,

RAPPORTS :
1º portion cervicale : étendue de la viᵉ C. à la iiᵉ D.,
l'œsophage est contenu dans une **gaine viscérale** commune avec
la trachée et le corps thyroïde,
gaine qui est *rattachée* :
en haut : à l'aponévrose péripharyngée,
en arrière : à l'aponévrose prévertébrale (lames d'Escat),
en bas : lames cervico-péricardiques de Richet,
latéralement : gaine des gros vaisseaux du cou,
par l'intermédiaire de cette gaine, l'œsophage se met en rapport
avec :

EN AVANT :
TRACHÉE : face postérieure :
la trachée est d'abord juste *en avant de lui*, puis :
le déborde à droite, laissant accessible son flanc gauche, et une
partie de sa face antér., espace trachéo-œsophagien,
unie lâchement (permettant la mobilisation de la trachée sur l'œsophage), par les muscles trachéo-œsophagiens,
entre les deux, on peut trouver des *glandes thyroïdiennes*
aberrantes, inconstantes ;

LATÉRALEMENT :
à gauche : on peut distinguer :
rapports immédiats :
LOBE THYROÏDIEN GAUCHE, dont le bord post. interne entre en
contact avec l'œsophage,
RÉCURRENT GAUCHE : d'abord situé sur le bord gauche de l'œsophage, monte bientôt sur sa face antérieure,
contenu dans l'espace périthyroïdien, en dedans le la *para-
thyroïde inférieure,*
abandonnant des *rameaux à la trachée et à l'œsophage,*
accompagné par l'*artère laryngée postérieure,* se détachant le plus
souvent de la branche profonde de l'artère thyroïdienne inférieure, et par l'anastomose entre les deux branches postérieures des deux artères thyroïdiennes,
*croisant de façon variable la terminaison de l'artère thyroïdienne
inférieure :*
à droite : en dedans d'elle,
à gauche : en avant et en dehors,
des deux côtés : variable, souvent au milieu de ses branches
terminales ;

A. THYROÏDIENNE INFÉRIEURE :

qui vient de décrire sa crosse devant la 6e vertèbre cervicale,
et l'artère vertébrale (tub. de Chassaignac),
se divisant en ses *trois branches terminales*,
soulevant un *lig. latéral ext. du thyroïde* ;

V. THYROÏDIENNE MOYENNE :

croisant la carotide primitive pour aller dans la veine jugulaire
interne ;

rapports médiats :

paquet vasculo-nerveux jugulo-carotidien,
CAROTIDE PRIMITIVE GAUCHE
sans rapport immédiat,
beaucoup plus rapprochée que la C. P. droite,
on pourrait opposer les deux carotides pr.
DROITE :
oblique, cervicale,
à distance de l'œsophage,
GAUCHE :
verticale, thoracique, puis cervicale,
proche de l'œsophage,
rameaux cardiaques sur l'artère :
en avant : cardiaques supérieurs du x,
en arrière : cardiaques sup. et moy. du sympal. ;
JUGULAIRE INTERNE
x, dans l'angle dièdre postérieur des deux vaisseaux, contenus
dans une gaine commune, restent loin de l'œsophage,
muscles sous-hyoïdiens, surtout omo-hyoïdien,
espaces aponévrotiques,
muscles sterno-cl.-mastoïdiens et *aponévrose cervicale superficielle*,
beaucoup plus en dehors,
c'est sur le bord gauche de l'œsophage cervical que se pratique l'**œsophagotomie** ;
on incise sur le bord antérieur du sterno-cléido-mastoïdien ; on traverse
les espaces celluleux ; on recline la thyroïde en avant, le paquet vasculo-
nerveux en arrière, on découvre ainsi le bord gauche de l'œsophage ;

à droite :

rapports sont moins intimes, par suite de :
torsion de la trachée, glissement du *lobe latéral du corps thyroïd.*
qui s'insinue entre elle et gros vaisseaux mais n'atteint l'œsophage
qu'à sa partie toute supérieure,
tandis que, d'autre part, le *nerf récurrent droit reste éloigné de*
l'œsophage dans la partie inférieure du cou, ne l'atteignant qu'au
niveau du pôle inférieur du lobe thyroïdien, se mettant là en
rapport comme nous l'avons vu avec l'artère thyroïdienne
inférieure ;

IIº entrée dans le thorax : l'œsophage entre en rapport

EN AVANT :
TRACHÉE.

EN ARRIÈRE :
IIº DORSALE, *sans contact immédiat, espace rétro-œsophagien* ;

LATÉRALEMENT :

DÔMES PLEURAUX et *lig. vertébro-pleuraux*,
l'*a. sous-clavière gauche* s'insinue entre eux et l'œsophage, à
gauche,
le *tronc brachio-céphalique artériel*, à droite;

III° portion thoracique : on la divise en **deux segments :**

1° sus-azygo-aortique : l'œsophage étant en rapport avec :

EN AVANT :

TRACHÉE,

EN ARRIÈRE :

COLONNE VERTÉBRALE,
ESPACE RÉTRO-ŒSOPHAGIEN, qui se perd en bas dans le médastin,
limité par des *lames sagittales* latéralement, constituant les
— *ligaments vertébro-péricardiques* ;

LATÉRALEMENT : rapports sont différents :

à gauche :

CANAL THORACIQUE : montant sur le *bord g.* de l'œsophage, puis
derrière l'
A. SOUS-CLAVIÈRE G. : le long du tube œsophagien,
PNEUMOGASTRIQUE G. : devant la sous-clavière,
A. CAROTIDE PRIMITIVE G. : plus en avant, avec, sur
sa face antérieure, les nerfs cardiaques super. g.,
N. RÉCURRENT : dans l'angle trachéo-œsophagien,
plèvre médiastine : plus loin, en dehors,

à droite :

TRON BRACHÉO-CÉPHALIQUE *artériel* : un peu en avant,
PNEUMOGASTRIQUE DROIT : derrière lui,

2° inter-azygo-aortique :

EN AVANT :

l'œsophage, quittant la colonne vertébrale dont les gros vaisseaux vont
le séparer, s'approche sur la paroi antérieure du médiastin postérieur,
se mettant en rapport de *haut en bas* avec :
BIFURCATION DE LA TRACHÉE et
anastomose entre les deux pneumogastriques,
GANGLIONS INTERTRACHÉO-BRONCHIQUES DE BARÉTY, formant
gouttière où descend l'œsophage, qu'ils séparent de la *bifurcation
de l'artère pulmonaire,*
PÉRICARDE et *cul-de-sac de Haller :* recouvrant face postérieure de
l'*oreillette gauche* et *origine des quatre veines pulmonaires* qu'elle
reçoit,
à ce niveau, quelques *ganglions médiastinaux,*
FACE POSTÉRIEURE DU DIAPHRAGME (espace de Portal),
avec un *gangl. diaphragmatique* situé *entre œsophage et v. cave
inférieure, plus à droite,*

PNEUMO-GASTRIQUE GAUCHE :
> s'insinuant entre la crosse de l'aorte et la bronche gauche, après
avoir donné le récurrent g.,
descend ensuite devant l'œsophage, au contact du péricarde ;

LATÉRALEMENT :

POUMONS, tendant à se modeler sur les organes du médiastin postérieur, surtout chez l'enfant ; présentant gouttière aortique et
azygotique,

PLÈVRES MÉDIASTINES, avec leurs *culs-de-sacs* :
a) *pré-œsophagiens*, se mettant rarement en contact par leur fond,
b) *rétro-œsophagiens* : descendant plus bas que les précédents,
réunis par le *lig. de Morossow*,
formés comme les précédents par deux culs-de-sac qui sont ici :
1. *interazygo-œsophagiens* :
s'insinuant par son fond jusque devant l'aorte,
à travers son feuillet antérieur, on aperçoit :
œsophage : adhérent,
v. cave inférieure : partie toute inférieure,
son feuillet postérieur couvre :
azygos et origine des veines intercostales dr.,
2. *interaortico-œsophagien* ;

LIG. TRIANGULAIRE DES POUMONS :
descendant du pédicule pulmonaire, jusqu'au b. interne de
l'œsophage ;

EN ARRIÈRE :

AORTE :
elle a contourné par sa face postéro-interne le *bord g.* de l'œsophage ; puis elle descend *en arrière* de lui, pour se placer *sur la
ligne médiane*,
elle peut se mettre en position prévertébrale (enfant), ou para-
vertébrale (adulte) ; dans ce dernier cas, elle est moins immédiatement en rapport avec l'œsophage ;
l'œsophage, devenu pré-aortique, *déborde un peu la face antérieure de l'aorte en bas et à gauche*,

V. GRANDE AZYGOS :
placée sur le *bord droit* et un peu *en avant de l'artère*,
en bas, *remonte*, vient se placer *en arrière de l'œsophage*, puis
atteint son *bord droit*, enfin, *s'écarte de lui et de l'aorte pour faire
sa crosse au-dessus de la bronche droite*,
allant se jeter dans la v. cave supérieure,
l'écartement à droite et à gauche des deux crosses vasculaires,
aortique, azygotique, délimite un *triangle interazygo-aortique*
(Schwartz), dont la *base* supérieure répond au plan de la bifurcation trachéale et mesure 1 cm., dont la hauteur est de 3 cm.,
et dont le *fond* est constitué par l'œsophage ;
on voit passer là :
A. INTERCOSTALES DROITES (4-5-6),
les a. gauches croisant en bas la direction du flanc g. découvert de l'œsophage,
A. BRONCHIQUES :
pouvant parfois passer devant l'œsophage,

V. INTERCOSTALES DROITES, rejoignant g. azygos,

V. PETITES AZYGOS : surtout la

1/2 *azygos supérieure*, qui croise la face postérieure de l'aorte vers la VIe D., allant à la grande azygos,

1/2 *azygos inférieure*, qui monte sur le flanc gauche de l'aorte jusqu'à la VIIIe D., croisant à ce moment-là l'aorte, pour se jeter dans la grande azygos,

V. BRONCHIQUES, se jetant dans la g. azygos,

N. PNEUMOGASTRIQUE DROIT :

ayant croisé la face postérieure de la bronche droite, en dedans de la crosse de l'azygos, descend obliquement sur la face postérieure de l'œsophage,

divisé comme le pneumogastrique g. antér., à ce niveau, en plusieurs troncs qui s'envoient des anastomoses,

CANAL THORACIQUE :

montant derrière le flanc droit de l'aorte, sur l'origine des artères intercostales droites, se met en rapport avec l'œsophage, *au moment où la crosse aortique enjambe la bronche g.*, s'écartant en dehors,

il monte *derrière le bord g. de l'œsophage*, puis derrière crosse, atteignant enfin l'artère sous-clavière g.,

nerfs splanchniques :

grand, moyen et splanchnique postérieur de Walther, obliques en avant, plus bas, sans contact avec l'œsophage,

colonne vertébrale, reste également loin de lui, séparée par le plan aortique ;

IV° portion diaphragmatique :

l'œsophage passe par un *orifice* musculaire, situé *à gauche de la ligne médiane*, formé par l'entrecroisement des fibres internes des piliers,

placé derrière l'échancrure du centre phrénique, l'œsophage est *adhérent* à ce canal diaphragmatique constitué par un sphincter rudimentaire (Rouget), et le muscle de Treitz accessoire,

l'œsophage, dans sa traversée, est accompagné par les *deux pneumogastriques*,

il est en rapport, à ce niveau :

EN AVANT et *en dehors*, avec :

V. CAVE INFÉRIEURE et *lig. phréno-péricardiques*,

LATÉRALEMENT

SPLANCHNIQUES et AZYGOS, contenus dans les piliers,

ARRIÈRE

ORIFICE AORTIQUE donnant passage à l'*aorte et au canal thoracique* ;

V° portion abdominale, il est en rapport avec :

EN AVANT :

ÉCHANCRURE ŒSOPHAGIENNE du *lobe gauche du foie*,

EN ARRIÈRE :

PILIER GAUCHE DU DIAPHRAGME, sur lequel passent :
a. capsulaire supérieure g.,
a. diaphragmatique infér. g.,

A GAUCHE :

GROSSE TUBÉROSITÉ DE L'ESTOMAC,

A DROITE :

AORTE et *premier entrecroisement des piliers* du diaph., région cœliaque de *Luschka,* et en particulier *a. coronaire stomachique,*
qui abandonne une
artère cardio-tubérositaire remontant jusqu'à lui,
le **péritoine** affecte avec lui les rapports suivants :
f. antérieure : recouverte par le *péritoine préstomacal,*
f. postérieure : *libre,* non péritonéale,
bord gauche : insertion du *lig. phréno-gastrique,*
bord droit : insertion des 2 *feuillets du petit épiploon,*
le feuillet postérieur se réfléchissant pour former le cul-de-sac gauche
supérieur du vestibule qui longe l'œsophage, le séparant du lobe de
Spiegel.

VASCULARISATION :

artères : *naissent de façon variable suivant segments envisagés :*
P. CERVICALE : de *a. thyroïdes inférieures,*
P. THORACIQUE : branches nombreuses venant de :
a. bronchiques,
a. intercostales,
aorte : par 5 à 6 art. *œsophagiennes directes,*
P. ABDOMINALE :
a. diaphragmatiques inférieures, formant par leur branche
interne un *cercle anastomotique péri-œsophagien,*
a. coronaire stomachique (br. cardio-tubérositaire) ;

veines : *naissent par deux plexus :* l'un
plexus sous-muqueux : très important,
voie anastomotique entre le système cave et système porte,
envoie des v. perforantes au
plexus péri-œsophagien, qui, par :
rameaux supérieurs se jettent dans les v. satellites des artères
supérieures, donc dans la *veine cave supérieure* surtout,
rameaux inférieurs dans v. coronaire stomachique, tributaire de
la *veine porte* ;

lymphatiques :
naissent par un *réseau sous-muqueux,* à mailles longitudinales,
troncs collecteurs se rendent
gg. de la base du cou (à gauche) (g. de Troisier),
gg. chaîne récurrentielle,
gg. pré-œsophagiens ;

nerfs :
proviennent du *pneumogastrique* (direct ou p. récurrent), et du *symp.,*
forment un réseau sous-muqueux et intra-musculaire.

Nerf sciatique poplité externe

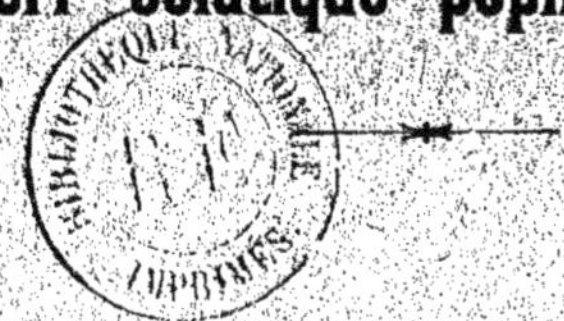

DÉFINITION : branche externe de la bifurcation du nerf sciatique, recevant des filets d'origine du tronc lombo-sacré, de la 1re sacrée, du nerf bijumeau ;

nous étudierons successivement :
le tronc du sciatique poplité externe,
ses branches terminales.

TRONC DU N. SCIATIQUE P. E. :

origine : *elle peut être :*

HAUTE : dans la région *fessière* : assez rare,
les *deux branches du sciatique sont différenciées*, mais encore accolées, ainsi qu'en témoignent les paralysies dissociées qui frappent l'un ou l'autre de leurs territoires, après blessure du tronc du sciatique à ce niveau (P. Marie),
les *deux branches peuvent*, plus rarement, être déjà *isolées*, parfois, l'une d'entre elles passe à travers le pyramidal, l'autre restant dessous, dans le canal sous-pyramidal ;
BASSE : *sommet du losange poplité : de règle ;*

trajet : en tenant compte de son origine habituelle, le S. P. E. passe :
creux poplité,
loge des péroniers latéraux, en contournant le col du péroné, et se divise en ce point en ses deux branches terminales : *musculo-cutané, tibial antérieur ;*

direction : *oblique en bas, en dehors et en avant ;*

rapports : il faut les envisager au niveau de :

CREUX POPLITÉ (voir question creux poplité) :
longe la paroi supéro-externe du creux, le long, puis entre le *bord interne du biceps,* qu'il suit, et le m. *jumeau externe,* sur lequel il repose un peu plus bas, atteignant ainsi la tête du péroné, derrière laquelle il se place, traversant l'*arcade fibreuse du muscle soléaire* fixée à ce niveau ; puis la *cloison intermusculaire,* entrant à ce moment dans la loge des m. péroniers latéraux,

les organes du creux :

n. sciatique *poplité interne* : s'écarte progressivement de lui,
restant *axial*, sur le même plan,

paquet vasculaire : sans rapport, beaucoup plus interne et plus
profond que lui ;

LOGE DES PÉRONIERS LATÉRAUX :

chemine à l'intérieur d'un canal ostéo-fibreux constitué par le :

col du péroné en dedans ; le nerf est directement appliqué sur
l'os, ce qui explique sa lésion possible au cours de la fracture
par divulsion de Maisonneuve ; d'autre part, c'est un des
points douloureux de la névralgie sciatique,

les insertions supérieures du long péronier latéral, d'autre part,
interrompue par une *arcade fibreuse*, sous laquelle s'engage
le nerf, qui s'étale, près à se *diviser* en :

branche transversale : n. tibial antérieur, qui glisse *entre*
territoire du chef d'insertion supérieur du muscle et son
chef antéro-inférieur, sortant par une arcade fibreuse sur
le bord antérieur du péroné,

branche verticale : musculo-cutané, *descendant entre les deux*
chefs inférieurs du long péronier latéral,

accompagné par quelques ramuscules artériels :

a. récurrente péronière, en arrière,

a. des péroniers latéraux, br. de la tibiale antérieure,
pénétrant par l'orifice de sortie du n. tibial antérieur :

branches

COLLATÉRALES : de haut en bas, ce sont :

rameau articulaire du genou :
suivant et se distribuant comme l'artère articulaire supérieure
et externe,

n. saphène péronier :
sous-aponévrotique à son origine, dans creux poplité ;
perfore l'aponévrose jambière en dehors de la v. saphène ext.
au 1/3 inférieur du mollet,
s'unit au n. saphène tibial ; constituant ainsi le n. saphène
externe ; souvent, la veine saphène externe apparaît dans
la fourche formée par ces deux racines du n. saphène externe,
contribue, par l'intermédiaire de ce nerf, à l'innervation de
téguments région calcanéenne externe et du dos du pied par
r. calcanéen,
branches terminales : formant :
r. collatéral externe du 5e orteil,
tronc collatérales ext. du 4e, int. du 5e,

n. cutané péronier : donnant deux sortes de rameaux :
r. supérieurs : à concavité dirigée en haut, croisant le biceps,
s'anastomosant avec r. du fémoro-cutané,

    r. inférieure : allant à partie antéro-externe de la jambe, en
avant du péroné,

r. supérieur du jambier antérieur :

Soullé : inconstant,

Dujarrier : représente la branche supérieure de trifurcation du
tronc du S. P. E. dans la loge des péroniers,
    croise le bord antérieur du péroné, passant sous une arcade
fibreuse au travers de la cloison intermusculaire externe,
croisant la face antérieure de l'articulation tibio-péronière
supérieure, atteignant ainsi les insertions supérieures du
m. jambier antérieur, qu'il pénètre.
    accompagné par petite artériole qui remonte son trajet,
venue de l'artère tibiale antérieure ;

TERMINALES : ce sont :

n. musculo-cutané,

n. tibial antérieur.

BRANCHES TERMINALES :

I. N. musculo-cutané :

rapports : ils sont à envisager :

LOGE DES PÉRONIERS LATÉRAUX :
    passe *entre les deux chefs inférieurs du long péronier latéral*, puis
entre *long et court péronier*, avec artère des péroniers latéraux,
devient *sous-aponévrotique*, apparaît dans l'interstice qui sépare le
court péronier du muscle extenseur commun des orteils,
perfore l'aponévrose *vers le 1/3 inférieur de la jambe*, devenant sous-
cutané et passant à

RÉGION DORSALE DU PIED :
    il se divise là en ses deux branches terminales :

branches :

COLLATÉRALES : de haut en bas :

nerfs du long péronier latéral, au nombre de deux :
    supérieur :
      peut venir parfois du tronc même du S. P. E.,
      destiné à l'innervation des insertions supérieures du muscle,
    inférieur :
      placé à la face interne du corps charnu, qu'il accompagne,
jusqu'au moment où apparaît le tendon,

nerf du court péronier latéral :
    glisse dans l'interstice des deux muscles, puis sur la face
externe du court péronier, donnant plusieurs filets,

nerf du péronier antérieur : dans la majorité des cas (Soullé),

rameaux cutanés : après qu'il a perforé l'aponévrose, destinés à
l'innervation de la peau de la région malléolaire externe :

TERMINALES :

n. *cutané dorsal interne* : le plus volumineux des deux :

se dirige en dedans vers le bord interne du pied,

sa direction est parallèle à celle des tendons extenseurs,

il se trifurque en branches

interne : *collatéral interne* du gros orteil,

moyenne : 1er n. *interosseux dorsal superf*., donnant 2 collat.,

externe : 2e n. *interosseux dorsal*,

toutes ces branches sont renforcées par des anastomoses :

interne asc. : n. *saphène interne*

moyenne : rameau du n. *tibial antérieur*

externe : anastomose avec n. cut. *dorsal moyen*,

sur leur trajet, renflements dits *ganglions illusoires*,

n. *cutané dorsal moyen* : plus grêle,

croise tendons extenseurs du 3e orteil, donne :

3e n. *interosseux dorsal superficiel*, avec 2 col. digitales,

anastomose avec n. *saphène externe*,

en rapport :

sur le *même plan*, avec les 2 *nerfs saphènes* : anast. à lui

avant : *plan veineux*, irrégulier (souvent anses nerveuses),

arrière : *aponévrose* ; se continuant sur le cou-de-pied avec le ligament fundiforme ;

II. Nerf tibial antérieur :

rapports : il faut les considérer :

LOGE ANTÉRIEURE DE LA JAMBE : rapports varient :

haut :

pénètre dans la loge par un orifice de la *cloison intermuscul* ext.,
sous-jacent à celui par où passe le n. supérieur du m. jambier
antérieur,

passe sous l'*extenseur commun des orteils*, au voisinage du ligament interosseux,

bas :

glisse entre :

en dedans : *le muscle jambier antérieur*,

en dehors : *l'extenseur commun des orteils*, puis

l'extenseur propre du gros orteil,

dans son ensemble, il est en rapport avec :

a. *tibiale antérieure* : qui a perforé la membrane interosseuse un
peu en dedans de lui,

le nerf *surcroise* l'artère, en X très allongé, se plaçant en avant,
puis en dedans d'elle ; parfois ne croise pas ;

certaines branches de l'artère croisent le nerf, en particulier

br. musculaire des extenseurs (a. perpendiculaires),

a. malléolaire externe, qui passe sous les tendons extenseurs
et le m. péronier antérieur, pour aller vers la malléole
externe et de là vers le tarse,

      v. tibiales, surtout l'antérieure, accompagnant l'artère,
        ainsi que :
      troncs lymphatiques profonds et ganglion tibial supérieur, ce
        dernier en dedans du nerf à la partie toute supérieure de la
        région ;

COU-DE-PIED : le nerf est situé :
  en avant du bord antérieur de la mortaise tibiale,
  en arrière de :
    tendon de l'extenseur propre du gros orteil, qui le surcroise de dehors
      en dedans ; séparé du nerf par le *faisceau profond du ligament*
      fondiforme, qui porte les tendons des extenseurs sur un plan
      nettement antérieur à celui du nerf,
  en dedans de :
    a. tibiale antérieure, qui va devenir a. pédieuse ;

PIED : le nerf se bifurque en ses *deux branches terminales* :

branches :

COLLATÉRALES : ce sont :
  nerfs du jambier antérieur : multiples : on peut décrire :
    r. supérieur : pouvant provenir du tronc du S. P. E.,
    r. inférieur : naissant dans interstice du jambier antér. et de
      l'extenseur propre du gros orteil,
    ces deux rameaux croisent en avant le paquet vasculaire
    tibial antérieur,
  n. de l'extenseur commun :
    reste caché par le muscle,
  n. de l'extenseur propre : à la face interne de ce muscle, avec :
  filets *ascendants* et
  filets *descendants*,
  n. du péronier antérieur : rarement,
  rameaux vasculaires : au nombre de 3 en général :
    se perdant dans les parois du paquet vasculaire tibial,
  rameaux articulaires : pour articulation tibio-tarsienne ;

  TERMINALES :
    la bifurcation du nerf appartient au *plan profond*, sous-aponé-
    vrotique du dos du pied ; *fixé sur les os du tarse par l'aponévrose*
    profonde,

  branche interne :
  continuation du nerf tibial antérieur :
  situé *en dedans des vaisseaux,* entre :
    en dedans : tendon du muscle extenseur propre gros orteil,
    en dehors : bord interne du muscle pédieux,
  puis sous bord externe de ce muscle, elle aborde alors l'extrémité
    postérieure du 1er espace interosseux : formant n. interosseux
    dorsal de cet espace, accompagné par a. interosseuse dorsale
    du 1er espace, l'a. pédieuse étant filée à la plante,

ne donne pas de branche au muscle interosseux, se termine soit :

en s'anastomosant avec rameaux collatéraux des orteils,

ou en suppléant branche interne du nerf musculo-cutané,

branche externe : nerf du pédieux

contourne *l'artère pédieuse*, la sous-croisant le plus souvent,

s'accolant à l'artère dorsale du tarse qu'elle abandonne,

chemine au-dessous du muscle pédieux,

abandonne :

filets pour le muscle *pédieux* :

nerfs interosseux dorsaux des 2e, 3e, 4e *espaces*, qui, glissant

dans ces espaces, croisent l'artère dorsale du métatarse,

rejoignant les artères interosseuses des espaces correspon-

dants qu'elle émet par son bord inférieur,

se terminent comme le nerf interosseux du 1er espace.

PHYSIOLOGIE :

sciatique poplité externe commande les *mouvements de redressement du pied*

dans la marche ; sa paralysie détermine le *pied plat* et le *steppage*,

la sensibilité cutanée des orteils à leur face dorsale est presque entièrement

son domaine, hormis l'existence d'un petit rameau sous-unguéal

fourni par les nerfs plantaires,

nous avons, au cours de la description, indiqué ses autres territoires

cutanés.

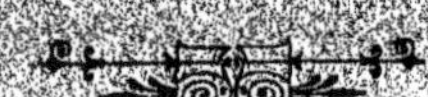

Duodénum (Rapports)

DÉFINITION : *portion initiale et fixe de l'intestin grêle* ; intermédiaire à l'estomac et au jéjunum ; lieu où se fait le mélange du chyme gastrique et des sécrétions duodénales, biliaires, pancréatiques.

EMBRYOLOGIE : il convient de la considérer :

DÉBUT :

> **anse duodénale :** COURTE, SAGITTALE, **fait suite à la poche gastrique et se continue avec l'anse ombilicale,** dont *l'axe est l'artère mésentérique supérieure,*
>
>> RELIÉE aux parois du cœlome :
>>
>>> *avant :* par *mésogastre antérieur,* qui n'occupe que la partie supérieure de son bord antérieur ; dans lequel se développe : le foie, les canaux biliaires et les deux bourgeons pancréatiques ventraux,
>>>
>>> *arrière :* par *mésoduodénum ;* dans lequel s'enfonce le bourgeon pancréatique dorsal attaché en avant au duodénum ;

SECONDAIREMENT :

> *anse duodénale primitive subit un certain nombre de modifications, tenant à :*
>
>> **allongement** de cette **anse,** *contemporaine du développement de l'intestin terminal,* qui oblige l'anse ombilicale à s'enrouler autour de son axe, en sens inverse des aiguilles d'une montre, de 3/4 de cercle, ce qui a pour effet de déterminer le *passage d'une partie de l'anse duodénale au-dessous de l'axe mésentérique* qui reste fixe ; en sorte qu'une partie de cette anse glisse au-dessous des vaisseaux mésentériques supérieurs, remontant à gauche et en haut de ceux-ci ; formant autour d'eux un anneau presque complet,
>>
>> **torsion,** par *inégalité de développement* de la portion de l'anse duodénale, à droite de l'axe mésentérique, qui a pour effet de *souder les trois ébauches pancréatiques* en même temps que de *reporter l'abouchement biliaire sur le bord postérieur* de cette portion de l'anse duodénale,
>>
>> **bascule,** dans le *sens antéro-postérieur,* du duodénum autour de l'axe mésentérique, qui a pour effet de *plaquer le duodéno-pancréas,* primitivement sagittal, *sur la face antérieure de la colonne lombaire,* à droite de l'axe mésentérique ;

TARDIVEMENT : l'anse duodénale :

> s'accole, par la face primitivement droite du mésoduodénum, devenue

postérieure, SUR LA PAROI POSTÉRIEURE DE L'ABDOMEN ; d'où **fascia de Treitz,**

croisée par :

avant :

MÉSOCOLON TRANSVERSE ; au-dessus de lui, à droite de la ligne de l'artère gastro-duodénale, le FASCIA D'ACCOLEMENT DE FOLDT ET JONNESCO, qui provient du mésogastre,

MÉSENTÈRE, branché en T au-dessous de la racine du mésocolon transverse ; formant :

a) segment droit : avec *fascia d'accolement* dû **à la** *soudure du mésenterium commune,*

b) *segment gauche : accolement du mésentère au mésoduodénum primitif* (feuillet g.),

arrière :

ARRIÈRE-CAVITÉ DES ÉPIPLOONS, qui glisse d'abord jusqu'au colon transverse, devant la tête du pancréas, s'arrête à droite sur la ligne de l'artère gastro-duodénale, aussi seule une *toute petite partie de D.* 1 fait-elle partie de la paroi antérieure de l'*arrière-cavité,* qui, en dehors de cette zone, n'atteint pas le duodénum.

GÉNÉRALITÉS :

limites :

SUPÉRIEURE et droite : *sillons duodéno-pyloriques* le séparant du pylore ; parfois, de façon inconstante : *pyloric.-vein.*
se projetant *flanc droit I. L.* ; soumise aux variations du pylore, qui peut se projeter en xi D. et ii L.,

INFÉRIEURE et g. : *angle duodéno-jéjunal : flanc g. disque* i *et* ii I. ;

forme : variable :

enfant : ANNULAIRE (Toldt),

adulte : ANNEAU *replié latéralement* sur lui-même,
EN U, EN V parfois,

présente à considérer :

quatre portions :
D. 1 : *hépatique :* ascendante, puis horizontale,
D. 2 : *rénale :* descendante,
D. 3 : *transversale, pré-aortique,* correspondant à L. iv ou v,
D. 4 : *ascendante,*

quatre angles, entre :
D. 1 et D. 2 : *a. sous-hépatique,*
D. 2 - D. 3,
D. 3 - D. 4,
D. 4 et *jéjunum : angle duodéno-jéjunal :* fixe ;

dimensions :

LONGUEUR ;

classiques : se terminait croisement *v. a. mésent. supér.*, mesurait 24 cm.,

Jonnesco-Charpy : jusqu'à angle duod.-jéjunal, 30 cm.,

calibre :

plus large que jéjunum : de 5 cm. en moyenne,

irrégulier : présente en effet : sur

D. 1 : *dilatation* : *vestibule duodénal*,

D. 2 : au-dessus mésocolon : *dilat. bilio-pancréatique*,

D. 3 : *isthme* : croisement pédicule mésentérique supér. ;

situation :

plaqué sur *paroi abd. post.* et *saillie lombaire*,

situé dans :

étage sus-mésocolique : D. 1 et D. 2 *presque entière*,

étage sous-mésocolique : D. 3 et D. 4 ainsi que l'angle *duodéno-jéjunal* ;

moyens de fixité : considérables : proviennent :

PÉRITOINE : **par ses** :

accolements rétro et pré-pancréatiques : fascia de Treitz, de Toldt et Jonnesco, etc.,

mésentère et *mésocolon transverse*,

ligaments en particulier *hépato-duodénal* et *pédicule hépatique* qu'il contient,

MUSCLE DE TREITZ :

principal : fibres musculaires lisses,

s'insérant :

bas : *angle duodéno-jéjunal et f. antér. de D. 4*,

haut : *plexus cœliaque et surt. pilier g. diaphragme*,

accessoire : inconstant : s'insérant :

haut : orifice œsophagien diaphragme,

bas : pédicule mésentérique supér.

RAPPORTS :

A. — DES DIVERSES PORTIONS DE L'ANSE DUODÉNALE :

1ʳᵉ **portion** : doivent être étudiés :

haut : elle répond, de *gauche à droite*, à :

LOBE CARRÉ ; marquant son empreinte sur sa partie postérieure,

MOITIÉ DROITE DU HILE DU FOIE,

COL DE LA VÉSICULE BILIAIRE et CANAL CYSTIQUE dans sa plus grande partie,

TUBERCULE CAUDÉ DU LOBE DE SPIEGEL, plus en arrière,

avant :

CORPS DE LA VÉSICULE BILIAIRE,

bas :

PANCRÉAS : répondant à l'encoche duodénale : *entre les deux* :

    a. gastro-duodénale, se divisant à ce niveau en :

      a. gastro-épiploïque droite,

      a. duodéno-pancréatique inférieure droite,

        c'est là qu'on va lier l'artère gastro-duodénale au cours de la pylo-
rectomie,

    ganglions gastro-épiploïques droits,

arrière : L'INSERTION DU PETIT ÉPIPLOON DÉTERMINE DEUX PORTIONS :

  α) **p. supérieure** : COURTE, PÉRITONÉALE : *contenant* :

    PÉDICULE HÉPATIQUE : *constitué par* :

      v. porte en arrière : se formant derrière le col du pancréas et
ayant sur ses côtés :

      canal cholédoque à droite, ou plus exactement *confluent biliaire
inférieur* qui se fait :

        classiques : bord supérieur de D. i,

        Wiart : bord inférieur de D. i,

      s'écartant du flanc droit de la v. porte, formant avec elle
le *triangle porto-cholédocien* où s'enfonce le *tubercule sus-
rétro-duodénal de Wiart*, contourné par l'*artère pancréatico-
duodénale supériure droite* qui vient passer en avant du
canal cholédoque,

      a. hépatique : contournant le flanc g. de la v. porte après avoir
soulevé son pli dans le plancher de l'hiatus de Winslow ou
plutôt du vestibule de l'arrière-cavité, abandonnant là

        a. gastro-duodénale que nous avons déjà mentionnées,

        a. pylorique, à direction gauche et supérieure,

      chaîne lymphatique, avec :

        ganglion du confluent *biliaire,*

        chaîne de l'artère hépatique, recevant la chaîne de la gastro-
duodénale (gg. rétro-pyloriques),

  β) **p. inférieure** HAUTE, SOUS-PÉRITONÉALE, ACCOLÉE :

    TETE DU PANCRÉAS avec son échancrure duodénale et son pro-
longement sus-rétro-duodénal,

  γ) **ces deux portions sont en rapports plus en arrière avec :**

    V. CAVE INFÉRIEURE : au flanc droit de la 1re Lombaire,

      séparée de la portion péritonéale de D. i par hiatus de Winslow
dont elle forme bord postér.,

      contre-portion sous-péritonéale, séparée seulement par *fascia de
Treitz* ;

2e portion : descendante, en rapport :

  avant : de haut en bas :

    FOND DE LA VÉSICULE BILIAIRE, qui marque son empreinte sur
l'angle de D. 1, - D. 2, parfois complètement flottante dans un
véritable mésocyste,

    quelquefois, le *lig. hépato-duodénal* se continue vers la droite,
englobant vésicule en haut, s'attachant sur le duodénum et le
colon transverse en bas, constituant le *lig. cystico-duodéno-*

colique, qui limite en avant, quand il existe, l'*entonnoir pré-vestibulaire de Sencert,*

RACINE DU MÉSOCOLON TRANSVERSE,
   passant à un niveau variable sur D. 2,
   classiques : *à partie moyenne* de cette portion,
   Sauvé : *union de* D. 2 *et* D. 3, laissant ainsi la 2ᵉ *portion duodé-nale toute entière dans l'étage sus-mésocolique,*
   contenant :
   vaisseaux coliques et en particulier
   a. colique supérieure droite, dont l'importance est considérable, sa lésion obligeant à la résection immédiate du colon trans-verse,
   limitant :
   zone décollable duodéno-pancréatique,
   zone d'abord par duodénotomie dans les calculs du cholé-doque et de l'ampoule de Vater,
   comprimant parfois l'intestin sous-jacent,

droite :
   LOBE DROIT DU FOIE, recouvre en couvercle partie supérieure de D. 2, il faut le soulever pour aller l'explorer ; l'empreinte duodé-nale s'inscrit en dedans et un peu en arrière de la large empreinte colique,
   ANGLE COLIQUE DROIT plus bas,
   FACE ANTÉRIEURE DU REIN DROIT, que l'on ne peut apercevoir qu'en relevant le foie en haut, en abaissant le colon ;
   entre Rein et duodénum, un *sillon* dû à la réflexion du péritoine pariétal d'un organe sur l'autre. C'est dans ce sillon qu'au doigt, doucement on va procéder au décollement duodédo pancréatique, d'autre part les deux organes sont maintenus par le *ligament duodéno-rénal.*

gauche :
   TETE DU PANCRÉAS : *encadrant le bord g. de* D. 2, s'avançant plus en avant qu'en arrière,
   cotoyée près de D. 2 par :
   a. pancréatico-duodénale inférieure droite et
   arcades artérielles qu'elle va former à P. D. I. G.,
   suivie par son *arcade veineuse satellite,*
   unie d'autre part par la terminaison de :
   canal de Santorini : anté-cholédocien, sus-jacent à lui à sa ter-minaison,
   canaux cholédoque et Wirsung, s'ouvrant dans D. 2 un peu au-dessous de sa partie moyenne dans l'ampoule de Vater,
   PYLORE et partie droite du *lig. gastro-colique,* recouvrent sur un plan un peu antérieur le flanc gauche de D. 2,

arrière : séparé par le fascia de Treitz :
   p. descendante du duodénum *encadre le hile du rein droit,* mais n'atteint pas son bord inférieur ; pour Verdin, le duodénum laisse toujours libre le hile rénal ;

quoiqu'il en soit, cette portion du duodénum se met en rapport
avec : de haut en bas :

CAPSULE SURRÉNALE, en position *sus-pédiculaire*,

PÉDICULE RÉNALE, constitué d'avant en arrière :

veine rénale,
artère rénale,
bassinet et urètère, croisée plus bas par vaisseaux spermatiques,

sur un plan plus postérieur :

PSOAS, sur lequel repose le *bord interne du rein et son hile,*
situé un peu en dehors de D. 2.

3º portion :

avant :

PETIT PANCRÉAS DE WINSLOW s'étale sur sa face antér.,
séparé d'elle par *arcade duodéno-pancréatique antér.,*

RACINE DU MÉSENTÈRE, sur la partie tout à fait gauche de cette
3ᵉ portion ; recevant en son hile

VAISSEAUX MÉSENTÉRIQUES SUPÉRIEURS :

a. mésentérique supér. : à gauche,

v. mésentérique supér. : à droite,

plexus nerveux,

troncs et ganglions lymphatiques,

pouvant comprimer D. 3 sur la colonne lombaire et déterminer types
variés d'occlussion intestinale :

MÉSOCOLON TRANSVERSE, dont la racine est sus-jacente,
tombe comme *un voile devant ces organes,* séparant d'autre part
D. III de la *grande courbure de l'estomac,*

arrière : *par l'intermédiaire du fascia de Treitz :*

V. CAVE INFÉRIEURE, *à droite,* se bifurquant au-dessous de D. 3,
au niveau de 5ᵉ lombaire, recevant la *v. rénale gauche,* un peu
au-dessus de D. 3,

AORTE ABDOMINALE, se bifurquant au bord inférieur de la 4ᵉ v.
lombaire, donnant à ce niveau

A. MÉSENTÉRIQUE INFÉRIEURE : en sorte que D. 3 se trouve
compris dans une *pince artérielle* formée par les deux mésentériques et l'aorte,

GANGLIONS : *pré-aortiques g.* et *juxta-aortiques droits,* du groupe
pré-cave,

haut :

CROCHET PANCRÉATIQUE s'insinuant entre le hile mésentérique
et D. 3,

bas :

ANSES GRÊLES JÉJUNALES ;

4º portion :

avant :

MÉSOCOLON TRANSVERSE séparant de l'*estomac*
ANSES GRÊLES,

droite :
RACINE DU MÉSENTÈRE, large, longeant ce flanc de D. 4,
TETE DU PANCRÉAS : *n'adhérant pas,*
gauche :
ARC VASCULAIRE DE TREITZ :
constitué par : *a. colique g. supér. et v. petite mésentérique,*
sépare D. 4 et bord interne sous-pédiculaire du rein dr.
arrière :
URETÈRE *gauche* : plus en contact avec D. 4 que l'uretère droit
avec D. 2 : fait suite au bassinet,
VAISSEAUX SPERMATIQUES *gauches* plus en dedans,

angle duodéno-jéjunal :
haut : fixé solidement par **muscles de Treitz** *principal et accessoire,*
contourné par la *crosse de la*
V. MÉSENTÉRIQUE INFÉRIEURE, glissant derrière le corps du pancréas
lui-même séparé de l'angle duodéno-jéjunal par :
avant :
RACINE DU MÉSOCOLON TRANSVERSE,
arrière : rapports variables avec *bassinet* et
PÉDICULE RÉNAL : dans cert. cas, l'angle :
a) reste *sous-jacent* à lui,
b) monte *devant lui,* séparé ainsi du pilier g. du diaphragme.

B. — PÉRITOINE : nous envisagerons successivement :
disposition générale *du péritoine* sur le duodénum, montrant :
duodénum est
presque entièrement ORGANE RÉTRO-PÉRITONÉAL :
croisé par RACINE MÉSOCOLIQUE *qui le divise en*
deux étages :
supérieur : *sus-mésocolique :* sur lequel le péritoine se continue :
à droite, sur le rein droit,
à gauche, dans grand épiploon,
inférieur : sous-mésocolique, lui-même subdivise, par :
racine du MÉSENTÈRE *en portions,*
à *droite* du mésentère : péritoine se continue sur colon ascendant,
à *gauche,* sur rein g., se continuant avec feuillet droit du
mésocolon descendant,
portion initiale de D. 1 seule est INTRA-PÉRITONÉALE,
partage les connexions du pylore, comme pour lui, le *petit épiploon* s'attache à son bord supérieur, le *grand épiploon* ou mieux lig. gastro-colique
à son bord inférieur, mais celui-ci s'accole rappelons-le sur la ligne de
l'artère gastro-duodénale, en sorte que *cette courte portion appartient à
la paroi antérieure de l'arrière cavité des épiploons :*
ligaments formés par réflexion du péritoine sur organes **voisins** :
LIG. HÉPATO-DUODÉNAL : *lig. suspenseur* du **duodénum,**
bord libre du petit épiploon,

quelquefois agrandit par *lig. cystico-duodéno-colique*,

LIG. DUODÉNO-GASTRO-COLIQUE :

prolongeant sur la droite le lig. gastro-colique,

n'existant que sur p. initiale de D. 1 comme attache supérieure,

de plus, inconstant,

LIG. DUODÉNO-RÉNAL, limitant, quand il existe, l'entonnoir pré-vestibulaire, complété par : lig. hépato-rénal et lig. cystico-duodéno-colique,

fossettes duodénales : *sous-mésocoliques*, à g. du mésentère,

F. INFÉRIEURE : la plus fréquente, *avasculaire*,

forme de corne d'abondance, regardant en haut,
limitée :
avant et à g. *pli duodénal inférieur*,
droite : *bord g. de D. 4* qu'elle embrasse par sa concavité,
arrière : *périt. pariétal* recouvrant flanc g. de 3e vert. 4e,

F. SUPÉRIEURE : *veineuse*,

forme de hotte renversée, regardant en bas,
limitée,
avant : *repli duodénal supérieur* contenant la crosse de la v. mésentérique inférieure,
droit : *flanc droit, partie supérieure D. 4*,
arrère : *flanc g. de 2 v. lombaire* dans l'angle rentrant de v. rénale g. et de l'aorte tapissée par péritoine pariétal postérieur.
parfois les deux cornes g. du lig. duodénaux super. et inférieurs arrivent au contact, les deux fossettes présentent un orifice unique, longé à g. par l'arc vasculaire de Treitz.

F. DUODÉNO-JÉJUNALE : beaucoup plus rare ;

pénétration de l'angle dons mésocolon transverse dans l'espace préverébral répondant à *2e v. lombaire* entre :
haut : *pancréas*,
arrière : *v. rénale g. et racine mésocolon transv.*,
droite : *aorte*,
gauche : *rein g*,
l'orifice étant formé :
bas avant : angle duodéno-jejunal,
haut arrière : mésocolon transverse et crosse de la v. mésentérique inférieure,
latéralement : replis méso-colique dr. et g.

F. PARADUODÉNALE :

à g. *du repli paraduodénal*, soulevé par à colique supérieure et droite, s'enfonçant sans elle,

F. RÉTRO-DUODÉNALE : s'enfonçant

derrière D. 3 et origine D. 4 et pancréas devant aorte,
entre replis duodéno-pariétaux dr. et g.

VASCULARISATION, INNERVATION :

artères : proviennent des arcades pancréatiques constituées par :

A. HÉPATIQUE, par *a. gastro-duodénale*, donnant :

a. pancréatico-duodénale sup. dr. (collatérale),
a. pancréatico-duod. inf. dr. (terminale),

A. HÉPATIQUE ACCESSOIRE,

A. MÉSENTÉRIQUE SUPÉR. donnant

a. pancréat.-duodénales gauches sup. et inférieure,

veines,
lymphatiques,
nerfs.

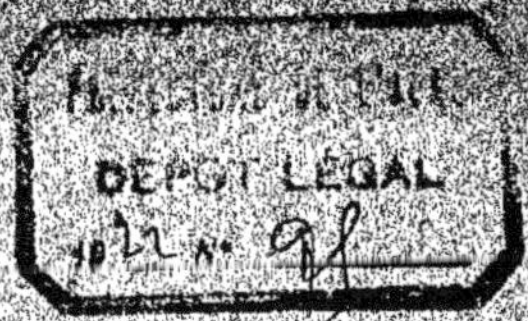

Crosse de l'Aorte

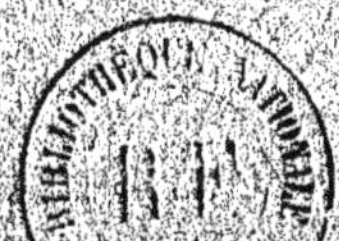

DÉFINITION : *première portion de l'aorte thoracique, qui fait sa crosse autour du pédi-cule pulmonaire gauche.*

EMBRYOLOGIE : passe par des *stades successifs :*

DEUX AORTES PRIMITIVES naissent à la base du cou, *devant le pharynx,* par division du *bulbe artériel ;* ces deux aortes montent sur les parois latérales du pharynx, contre lesquelles elles se recourbent, formant les premiers arcs aortiques ; se continuant pour former deux aortes descendantes qui s'unissent bientôt en un tronc commun.

LES ARCS AORTIQUES DROITS ET GAUCHES, au nombre de 5 pour les classiques, de 6 pour certains auteurs, sont formés par des *anastomoses en échelles unissant les deux portions ascendantes et descendantes de chaque crosse aortique.*

LE BULBE ARTÉRIEL est *cloisonné par une lame spirale* qui va constituer plus bas la lame inter-ventriculaire, divisant au passage l'orifice ou détroit de Haller, qui (fermé par 4 valvules, deux latérales, une postérieure, l'autre antérieure), unit le bulbe au ventricule primitif.

cette division du bulbe entraîne la formation de DEUX CANAUX :

  l'un, POSTÉRIEUR : se continuant en bas avec le ventricule gauche, forme la portion initiale de la CROSSE aortique définitive, qui est constituée, de plus, par :

    4e *segment intermédiaire antérieur gauche,*

    4e *arc aortique gauche,*

    4e *segment intermédiaire postérieur gauche,*

    racine gauche de l'aorte descendante.

  l'autre, ANTÉRIEUR, formant le tronc de L'ARTÈRE PULMONAIRE, se continuant en bas avec le ventricule droit, en haut avec le 5e arc aortique gauche (6e pour certains auteurs), arc dont la partie externe s'atrophiera, formant le *ligament de Botal.*

LES ARCS AORTIQUES subissent une DOUBLE MODIFICATION par suite de :

régression de certains arcs et destinée d'autres : ainsi :

  à gauche : les 2e, 1er arcs disparaissent, sauf le 3e segment intermé-diaire antérieur, origine de la carotide primitive gauche.

à droite : les 5ᵉ, 3ᵉ, 2ᵉ, 1ᵉʳ arcs disparaissent,
le 4ᵉ segment intermédiaire antér. forme le tronc a. br.-céph.,
le 4ᵉ arc, la sous-clavière droite (homologue de la crosse),
le 3ᵉ segment intermédiaire antérieur, la carotide primitive,
les 2ᵉ et 1ᵉʳ segments ant. et post. intermédiaires, les 2 carot. E., I.,
cette dernière provenant également du 3ᵉ arc,
descente du cœur dans le médiastin, entraînant les arcs restants, en particulier la crosse et l'a. pulmonaire descendent dans le thorax,
toutes ces modifications ont pour conséquence les
rapports des pneumogastriques et des récurrents :
à droite : passe *devant* 4ᵉ arc, puis *récurrent*, s'en détache et passe au-dessous de lui (disparition du 5ᵉ arc), c'est-à-dire sous la sous-clavière droite,
à gauche : en dehors du 4ᵉ arc (crosse), contourne par son *récurrent* le 5ᵉ arc (lig. de Botal) ;
LES ANOMALIES DE DÉVELOPPEMENT peuvent se présenter ; la plupart sont incompatibles avec la vie.

GÉNÉRALITÉS :

origine : fait suite au *canal aortique* : marquée par :
ORIFICE : dont l'axe est oblique en haut et à droite,
fermé par 3 valvules, une postérieure, deux antéro-latérales,
sur le bord libre des valvules sigmoïdes, le *nodule d'Arantius*,
minces sur ce bord libre, ces valvules sont épaisses au niveau de leur partie adhérente ; elles sont plus résistantes que les valvules de l'artère pulmonaire,
situé, par rapport aux autres orifices :
d'avant en arrière :
derrière l'orifice de l'artère pulmonaire,
en avant de l'orifice inter-auriculo-ventriculaire gauche,
de haut en bas : les trois orifices se projettent sur le 3ᵉ cartilage costal (Meckel), de la façon suivante :
a. pulmonaire,
aorte,
orifice inter-auriculaire-ventriculaire ;

direction : la *crosse présente deux portions* :
P. ASCENDANTE : *oblique* en haut, en avant et à droite, *puis* devient *verticale* : la concavité qu'elle présente répondant à l'artère pulmonaire (tronc),
P. HORIZONTALE : dirigée *d'avant en arrière*, un peu de *droite à gauche*, jusque sur le flanc de la colonne vertébrale,
décrivant sur le plan horizontal une *courbe* à concavité droite et postérieure regardant la trachée et l'œsophage ;

trajet : forme dans son ensemble un *arc de cercle* très fermé, de 4 à 7 centimètres, posé dans un plan oblique de droite à gauche et d'avant en arrière, passant du médiastin antérieur au postérieur en enjambant la bronche gauche ;

terminaison : *variable*, soit comme :
    POSITION : *prévertébrale* (enfant), *paravertébrale* (adulte),
    SIÈGE :
        Poirier : 4e vertèbre dorsale,
        Testut : 3e vertèbre dorsale,
        Farabeuf : *disque intervertébral 4 et 5* ;
          rappelons que pour Giacomini la 5e vertèbre dorsale est *aortique* ;

forme :
    CYLINDRIQUE, avec :
        deux dilatations : *sinus de Valsalva* ; au-dessus des valvules sigmoïdes,
          grand sinus de l'aorte ; jonction des deux portions,
        un rétrécissement, en avant de l'origine de a. sous-clavière g. (Stahel) ;

longueur :
    10 A 12 CENTIMÈTRES ; *épaisse de 1 mm.* ;

calibre :
    25 mm. à l'*origine*, 18 mm. à la *terminaison*,
        variant avec âge, sexe, constitution, points considérés.

RAPPORTS : *nous étudierons successivement les deux portions de la crosse aortique* :

  A. PORTION ASCENDANTE : *entièrement comprise dans le péricarde, nous*
        étudierons donc ses rapports avec lui ; d'autre part, les rapports
        qu'elle contracte par son intermédiaire ; long. 7 cm. :

    r. immédiats : ils se font avec :

      A) **péricarde séreux** : formant une *gaîne commune à la crosse et au tronc*
        de l'artère pulmonaire ; nous allons donc envisager :

        GAINE SÉREUSE :
          les deux feuillets, pariétal et viscéral, qui la constituent se réflé-
          chissent l'un sur l'autre ; cette ligne de réflexion a une forme de
          croissant, à concavité regardant en bas, en arrière et à gauche ;
          partie de derrière l'origine du tronc artériel brachio-céphalique,
          formant là la *corne supérieure* du croissant de Haller,
          elle passe sur la face antérieure de la portion ascendante de la
          crosse, s'insinue entre la concavité de l'aorte et la bifurcation de
          l'artère pulmonaire, formant à ce niveau la *corne inférieure* du
          croissant de Haller, qui peut s'étendre jusqu'au ligament artériel,
          mais n'atteint pas le nerf récurrent gauche (Poirier),
          elle contourne ensuite le tronc de l'artère pulmonaire, passant
          sous l'origine de l'artère pulmonaire gauche, puis sous l'a. pul-
          monaire droite, remontant à la face postérieure de la crosse
          rejoindre son point de départ ; en somme, le péricarde séreux
          forme une gaîne complète au *hile artériel* du cœur,

        DANS LA GAINE, *la crosse entre en rapport avec* :
        tronc de l'artère pulmonaire, :
          née immédiatement en avant de l'aorte, elle s'enroule autour
          d'elle en *pas de vis*, montant haut, en arrière et à droite, con-
          tournant le flanc gauche de la crosse,
          sa bifurcation est nettement extra-péricardique,

vincula aorte : unissent les deux vaisseaux,

a. *coronaire droite :* naissant, comme son homologue, au-dessus
des valvules sigmoïdes antéro-latérales,
contourne le flanc droit du tronc de l'artère pulmonaire sous
l'auricule droite, abandonnant :

a. *graisseuse droite* (Vieussens), qui irrigue la crosse,
tandis que l'artère coronaire gauche s'éloigne plus vite de la
crosse, au bord gauche de l'a. pulmon.,

n. *cardiaques antérieurs* du plexus de Wrisberg,

lit de l'auricule droite sur la face ant. de la crosse,

PAR L'INTERMÉDIAIRE DE SA GAINE SÉREUSE, *crosse est en rapport :*

à droite : avec v. *cave supérieure* (p. intra-péricard.) et *auricule
droite,*
la corne supérieure du croissant de Haller s'insinuant entre
crosse, v. cave latéralement, br. droite de l'a. pulmonaire en bas,

en arrière : sinus transverse de His : la séparant de l. antérieure
de l'oreillette gauche,
le hile artériel forme sa paroi antérieure,
le bord droit de la crosse limite son orifice droit,
avec v. cave sup., br. droite de l'artère pulmonaire, auricule
droite,

à gauche : auricule gauche :

B) péricarde fibreux :

se perd sur l'adventice des gros vaisseaux ; recevant à ce niveau
des ligaments de suspension :

lig. sterno-péricardiques en avant et *thymo-péricardiques,*

lig. vertébro-péricardiques en arrière, qui se divisent en 3 faisc.
l'une antérieure, pré-péricardique, les deux autres latérales
englobant l'origine des pédicules pulmonaires (Béraud).

r. **médiat :** *par l'intermédiaire du péricarde :*

EN AVANT : *de la profondeur à la superficie,* on trouve :

tissu cellulo-adipeux, contenant le *thymus,* en régression,
l'induit, simples débris ; quelques fibres grêles formant les lig.
thymo-péricardiques,

culs de sac pleuraux antérieurs, de trajet variable,
partis des articulations sterno-claviculaires,
convergents derrière le sternum, à la hauteur du 2ᵉ cartilage
costal, limitant latéralement le *triangle médiastinal supérieur,*
puis plus ou moins proches selon les cas, verticalement descendant jusqu'au niveau du 4ᵉ cartilage costal ; contenant :

bords antérieurs des poumons, dans l'inspiration,

face postérieure du sternum, sur lequel la crosse se projette de la
façon suivante :

en haut : *ligne horizontale* passant par le *milieu* des *premières articulations chondro-costales* ; chez le vieillard, la crosse peut déborder la fourchette sternale,

en bas : *ligne oblique en bas et à droite*, sous-jacente à la projection de l'orifice a. pulmonaire, coupant *l'extrémité sternale du deuxième espace intercostal*,

à droite : *courbe* partant du 3e *cartilage costal g.* pour suivre le *bord droit du sternum jusqu'au* 1er cartilage costal droit,

à gauche : *oblique* : de *extrémité sternale du* 3e *cartil. costal gauche*, *allant à l'articulation sterno-claviculaire droite* :

toutes ces projections ont été réétudiées par la radio ; et les résultats de ces examens diffèrent sensiblement des données classiques,

A DROITE :

v. cave supérieure : dans sa portion extra-péricardique,

parallèle à la crosse, mais un peu postérieure et longée sur son bord droit par le *nerf phrénique*,

entre les deux, corne supérieure du croissant de Haller et voie d'abord de la bronche droite (Ricard).

A GAUCHE :

plèvre médiastine gauche, dont elle reste séparée par l'artère pulmonaire (tronc et br. g.).

EN ARRIÈRE :

branche droite de l'artère pulmonaire et

pédicule pulmonaire droit :

v. pulmonaire droite supérieure, sous-jacente à l'artère,

bronche droite, ne répondant, à distance, à la portion ascendante de la crosse que par sa partie *toute initiale*,

EN HAUT :

tronc inominé gauche : surplombant la crosse.

B. PORTION HORIZONTALE : elle nous présente à considérer :

face antérieure et gauche : qui se met en rapport, d'*avant en arrière* :

n. phrénique gauche, accompagné par les *vaisseaux diaphragmatiques supérieurs* correspondants,

restant à distance de la crosse ; descendant sur la plèvre médiastine gauche,

n. cardiaques antérieurs :

constitués par les n. cardiaques supérieurs du X et le n. cardiaque supérieur gauche du sympathique,

allant au quadrilatère de Wrisberg,

n. pneumogastrique gauche : croisant l'aorte au niveau de l'origine de l'artère sous-clavière gauche, pour passer derrière la bronche gauche et joindre plus bas la face antérieure de l'œsophage,

plèvre médiastine gauche, sur laquelle est creusée la fosse pleurale sus-aortique, limitée par la crosse en bas,

poumon : avec le sillon aortique correspondant,

face postérieure et droite : *d'avant en arrière, on rencontre* :

v. cave supérieure,

trachée : par sa face antérieure et son bord gauche,
présentant l'*empreinte aortique* de Nicaise,
séparée de la crosse par la *bourse séreuse de Calori*, et de la v. cave
supérieure par les *ganglions pré-trachéo-bronchiques gauches*,
les *nerfs cardiaques* du sympathique et du pneumogastrique,
allant au plexus cardiaque moyen et profond,

œsophage : par son bord gauche, débordant la trachée,
muscle aortico-œsophagien, l'unit à la crosse,
dans l'*angle trachéo-œsophagien* monte :

n. récurrent gauche et sa *chaîne ganglionnaire*,

canal thoracique, qui, montant près de la colonne dorsale, est
d'abord rétro-aortique (a. descendante), puis rétro-œsophagien,
à nouveau *rétro-aortique*, derrière la crosse, montant plus haut
derrière l'artère sous-clavière gauche,

colonne vertébrale dorsale :
en position variable par rapport à elle ; nous l'avons vu
marquant une *empreinte vertébrale* parfois,
au voisinage du *cordon sympathique*, un peu à droite d'elle,

face inférieure : enjambant le pédicule pulmonaire gauche,
donnant attache au *lig. artériel de Botal*, qui divise cette face
inférieure, concave, en *deux portions* :

A) **en avant du lig. de Botal** ;

QUADRILATÈRE DE WRISBERG :
limité :
à droite et en haut, par la crosse,
en bas, par la *bifurcation de l'artère pulmonaire*,
à gauche, par le *ligament artériel*,
en arrière, par f. antérieure de la bronche gauche, qui forme son
fond, complété par les gang. inter-trachéo-bronchiques, sur
lesquels les 2 plexus cardiaques profond et moyen,
contenant :
plexus cardiaque superficiel,
ganglion de Wrisberg ;

B) **en arrière du lig. de Botal** :

N. RÉCURRENT GAUCHE, contournant la face inférieure de la crosse
en passant sous l'insertion aortique du lig. de Botal, abandonne
le nerf cardiaque inférieur gauche à ce niveau,

GANGLIONS-PRÉ-TRACHÉO-BRONCHIQUES GAUCHES,

PÉDICULE PULMONAIRE GAUCHE : la crosse se met en rapport avec
BRONCHE GAUCHE, dans l'angle trachéo-bronchique g.,
la bronche de ce côté, longue, presque horizontale, soutient
crosse ; le pneumogastrique g. s'insinue, rappelons-le, entre
les deux organes,

vaisseaux du pédicule, sans rapports immédiats,
    a. pulmonaire g., la plus proche, est sur un plan antérieur et
      inférieur par rapport à la bronche, du moins à ce niveau,
    tissu cellulaire lâche, parfois bourse séreuse entre la crosse et la
      bronche g. ;

face supérieure, *convexe :* elle est en rapport avec :
    ORIGINE DES TROIS GROS TRONCS ARTÉRIELS, naissant tous en avant
      du point culminant de la courbe,
    formant avec la crosse des sinus très aigus,
    d'avant en arrière, on trouve :
      tronc brachio-céphalique, montant *devant trachée,*
      carotide primitive gauche, sur le flanc trachéal g.,
      sous-clavière gauche, contre l'angle trachéo-œsophagien,
    PLÈVRE MÉDIASTINE, tapisse une partie de la face supérieure de la
      crosse, entre carotide et sous-clavière, formant *fosse pleurale*
      sus-aortique.

BRANCHES COLLATÉRALES ce sont :
  a. coronaires
    gauche : *descendant vers le sillon inter-ventriculaire antér.,*
    abandonnant :
      a. graisseuse gauche de Vieussens,
      a. auriculo-ventriculaire, volumineuse,
      n. ventriculaires superficielles et profondes,

    droite : passant dans le *sillon auriculo-ventriculaire dr.,*
    puis atteignant le *sillon inter-ventriculaire postérieur* jusque vers
    la pointe du cœur,
    abandonnant : d'avant en arrière :
      a. graisseuse droite de Vieussens,
      a. de la cloison inter-auriculaire de Dragneff,
      a. du bord du cœur,
      a. postérieure de la cloison inter-auriculaire,
      a. ventriculaire,
    anastomosée avec la coronaire gauche par :
      cercle auriculo-ventriculaire, auquel aboutit
      anse inter-ventriculaire,
    en réalité l'indépendance des deux territoires est fréquente, elle existe
    dans 80 0/0 des cas, d'après Dragneff,

  tronc brachio-céphalique,
  a. carotide primitive gauche,
  a. sous-clavière gauche.
    PARFOIS, on voit naître de la crosse :
      a. thymique principale de Ridffel et Le-Méo,
      a. thyroïdienne antérieure de Neubauer,
      a. branchiques.

Creux poplité

DÉFINITION : *région située à la face postérieure du genou.*

GÉNÉRALITES :

    LIMITES :

        superficiellement :

            haut : quatre travers de doigt au-dessus du pli de flexion,

            bas : trois travers de doigt au-dessous,

            latéralement : verticales passant par *bord postéro-externe des condyles fémoraux,*

        profondeur : de haut en bas :

            surface poplitée du fémur, lig. postérieur genou, m. poplité recouvrant face postérieure élargie du tibia ;

    FORME :

        rectangle de 12 à 14 cm. de hauteur, 9 dans la cuisse, 3 dans jambe,

        en extension : *convexe* : position opératoire,

        en flexion : *déprimée* : position d'exploration.

CONSTITUTION : *nous étudierons successivement :*

        a) *parois du creux,*

        b) *contenu.*

I. PAROIS DU CREUX : constituées par :

couvercle : formé par les plans suivants :

    PEAU : *fine* (lieu d'élection pour les frictions mercurielles),

        mobile (peut devenir rigide au cours des affections ankylosantes du genou en flexion ; elle peut alors être rompue au cours des tentatives trop brusques de redressement forcé),

    TISSU CELLULAIRE SOUS-CUTANÉ :

        constitué par deux couches, en continuation avec les régions voisines :

            1. aérolaire,

            1. lamelleux,

contenant :
    nerfs : qui proviennent des :
        r. *du petit sciatique,*
        r. *cutané péronier,* du n. sc. poplité externe, à l'angle
        inféro-externe du losange,
        r. *du saphène interne,* à l'angle inféro-interne,
    artérioles, veinules négligeables,
    lymphatiques : allant aux ganglions du groupe inférieur du pli
        de l'aine,

APONÉVROSE D'ENVELOPPE DU MEMBRE :

    lâche, formée surtout de fibres transversales, présentant nom-
        breux points faibles par lesquels font saillie des lobules adipeux
        venus de la profondeur,
    engaînant les *muscles* qui limitent latéralement le triangle fémoro-
        poplité, en se dédoublant ainsi :
        en dehors : elle présente :
            feuillet superficiel, se continuant avec l'aponévrose jam-
                bière au bord interne du m. biceps,
            feuillet profond, tapissant la face profonde du muscle, et
                surtout sa courte portion venant sur la ligne âpre et la
                branche externe de bifurcation de cette ligne,
            fermant le creux poplité en dehors,
        en dedans : elle se comporte semblablement :
            feuillet superficiel recouvre le 1/2 membraneux,
            feuillet profond, moins solide, vient s'insérer sur tendon du
                m. grand adducteur et lèvre interne de bifurcation de
                la ligne âpre,
            ne fermant qu'incomplètement le creux,

APONÉVROSE DE DIEULAFÉ : feuillet cellulo-aponévrotique mince,
    sous-jacent à la précédente, représentant le périmysium des
    muscles (Picqué).
    circonscrit avec l'aponévrose superficielle une
    LOGE INTER-APONÉVROTIQUE SUPERFICIELLE (Picqué), *contenant* :
        v. *saphène externe* : qui, pour les classiques, est intra-aponé-
            vrotique dans toute la région ; pour d'autres auteurs, sous-
            aponévrotique ; anastomose de v. saphène postér.,
        n. *petit sciatique* qui accompagne la veine ici,
        n. *cutané postérieur* et anastomose avec le nerf saphène externe,
        ganglion juxta-saphène, en dehors et au-dessus de la crosse de
            la saphène externe,
        point de départ possible d'adéno-phlegmons superficiels du
        creux poplité ;

parois latérales : il faut les considérer *au niveau des deux triangles qui*
    forment le losange poplité :

fémoro-poplité en haut,
tibio-poplité en bas ;

a) **supéro-latérales :**

en dehors :

BICEPS CRURAL,

constitué par deux portions :

longue portion : *ischiatique, superficielle,*
se terminant sur la tête du péroné,
formant un croissant dont la corne postérieure répond à
la styloïde péronière,

courte portion, *profonde, fémorale,*
venant de la ligne âpre et de la branche externe de bifurcation, se terminant sur le tendon de la longue portion,

se terminant par un tendon, commun aux deux portions,
concave antérieurement, recevant l'extrémité inférieure
du lig. latéral externe de l'articulation, qui vient lui aussi
s'insérer sur la tête du péroné dans le croissant bicipital,
séparé du tendon par une bourse séreuse

émettant deux expansions aponévrotiques :
en avant : vers l'*aponévrose jambière* antér.,
en arrière : vers l'*aponévrose du mollet,*

en dedans : M. 1/2 TENDINEUX et 1/2 MEMBRANEUX :

doublés sur leur face interne par le droit interne et le muscle couturier :
à la limite extrême de la région, en avant et en dedans du 1/2 membr.,

DEMI-TENDINEUX :

tendon à ce niveau, appliqué sur la face postérieure du m.
1/2 membraneux, dirigé en bas et en dedans, croisant obliquement le m. jumeau interne,

s'insérant sur le plan profond du m. de la patte d'oie,

DEMI-MEMBRANEUX :

corps charnu du muscle descend très bas et se résoud brusque-
ment en se *trifurcant :*

t. direct : irradie sans limites nettes en s'insérant sur la partie
la plus saillante du plateau tibial interne (**Dujarier**),

t. réfléchi : glisse sous le lig. latéral interne, maintenu par la
poulie de réflexion des fibres tibio-tibiales de ce lig. (**Farabœuf**),
s'insérant à la partie externe du rebord du plateau tibial interne,
bord supérieur, net, est tapissé par une bourse séreuse,

t. récurrent : lig. poplité oblique, allant constituer en partie
le lig. post. de l'articulation du genou (*voir question* **art. genou**) ;

b) **inféro-latérales :**

formées par les deux muscles jumeaux : ceux-ci :
en haut : plongent profondément au-dessous de la terminaison
des muscles bordant le triangle fémoro-poplité,

sur la ligne médiane, presque immédiatement après leur origine, s'unissent par leur bòrd axial, si bien que le triangle tibio-poplité est presque nul, réduit à une ligne transversale ; ne devient réel que lorsqu'on sépare ces deux muscles artificiellement,

JUMEAU EXTERNE :

s'insère en haut sur le fémur : par

tendon : fossette f. cutanée du condyle externe au-dessus du lig. latéral externe : un peu au-dessus et en arrière de la tubérosité externe du condyle ; insertion forte,

f. charnues : ligne courbe, concave en bas, allant de la fossette précédente au tubercule sus-condylien externe,
sur la moitié supérieure de la coque condylienne externe (sésamoïde), à laquelle il adhère fortement ; sur *l'aponévrose jambière* (f. antér.), enfin,

engaîné, au niveau de son bord interne, par le

muscle PLANTAIRE GRÊLE, qui, si bien développé, présente :
tendon *fémoral*, au-dessus de l'insertion du J. E.,
tendon *condylien* : partie interne de la coque externe,

JUMEAU INTERNE :

s'insère en haut sur le fémur par :

tendon : surface triangulaire en dehors du tubercule du 3e adducteur,

f. charnues : ligne courbe sus-condylienne : dépassant un peu en dehors le tubercule sus-condylien interne,
peu adhérentes à la coque condylienne interne,
aponévrose jambière enfin,

séparé de :

articulation : *bourse séreuse* communiquant avéc elle,
1/2 *membraneux* : *bourse commune avec lui*,
les deux jumeaux se jettent sur une aponévrose de terminaison, qui va former en partie le tendon d'Achille ; au bord interne de ce tendon, vient s'accoler le tendon du muscle plantaire grêle :

plancher : constitué *de haut en bas* par :

SURFACE POPLITÉE DU FÉMUR,

LIGAMENT POSTÉRIEUR DE L'ARTICULATION DU GENOU,

MUSCLE POPLITÉ, disparaissant sous son aponévrose et son arche fibreuse (*voir question* articul. du genou).

II. CONTENU :

au cours de la ligature de l'artère poplitée, on rencontre successivement :
un peu de graisse (après avoir traversé plans superf.),
le nerf (sciatique poplité interne), qui est un peu externe,
beaucoup de graisse,
la veine adhérente à l'artère, laissant abordable seulement le côté interne de celle-ci (Farabeuf),
étudions ces divers éléments :

nerfs : on trouve dans l'aire du creux :

TRONC DU GRAND NERF SCIATIQUE :
> dans l'angle supérieur ; croisé par le long biceps,
> reposant sur le 1/2 tendineux, en dehors du 1/2 membraneux,
> le plus souvent déjà divisé en ses deux branches terminales,
> mais celles-ci sont encore accolées,

BRANCHES TERMINALES :

EXTERNE : N. SCIATIQUE POPLITÉ EXTERNE :
> *oblique en bas et en dehors,* parallèle au b. interne du m. biceps,
> *croise la partie supérieure du muscle jumeau externe,* contourne
>   ensuite le col du péroné, franchit l'arcade fibreuse du soléaire,
>   pénétrant dans la loge des péroniers latéraux,
> *abandonnant des branches superficielles cutanées* que nous avons
>   déjà indiquées,

INTERNE : N. SCIATIQUE POPLITÉ INTERNE,
> *suit le grand axe du losange* ; plus volumineux que l'externe,
> *disparaît sous les jumeaux,* puis franchit plus bas l'arcade du
>   m. soléaire, devenant n. tibial postér.,
> *rapports différents avec paquet vasculaire* : en effet :
> **Soulié et classiques** : *externe : reste toujours ainsi,*
>
> **Dujarier** : il est :
> > *externe dans la partie supérieure du* creux,
> > *postérieur à sa partie moyenne* ; croisant en X la face pos-
> >   térieure de la veine, qui elle-même croise aussi sembla-
> >   blement l'artère : double entrecroisement en X,
> > *interne* : dans la partie inférieure, mais il revient surcroiser
> >   à la jambe l'origine de l'a. péronière pour se placer
> >   ensuite entre tibiale postérieure et péronière,
>
> *abandonnant de très nombreuses branches* :
> a) *sensitive : nerf saphène externe* :
> > dans l'interstice des muscles jumeaux,
> > en arrière du tronc du sciatique poplité externe,
> > au-dessous de l'aponévrose poplitée,
> > croisée en dedans par la crosse de la veine saphène externe,
> >   qui affecte les mêmes rapports vis-à-vis du tronc du
> >   sciatique poplité interne,
>
> b) *musculaire* :
> > n. *jumeau interne,* croisant f. antér. des vaisseaux, un peu
> >   au-dessus et en arrière de artère femelle interne,
> > n. *jumeau externe* : en arrière de l'artère jumelle externe,
> > n. *soléaire* : la plus volumineuse des br. muscul.,
> >   en dedans de l'artère jumelle externe,
> >   sur la face postérieure du muscle poplité,

sur la face antérieure des m. jumeaux,
croise la face postérieure du tendon du muscle plantaire
    grêle plus bas,
n. plantaire grêle : tronc isolé ou collatéral d'une des
    branches précédentes,
n. du m. poplité : naissant au niveau de l'interligne arti-
    culaire, entre les m. jumeaux,
se dirige vers la face postérieure du m. poplité et, après
    avoir croisé le m. plantaire grêle, se divise en trois
    ordres de rameaux :
      r. musculaires,
      r. vasculaires,
      n. interosseux,
  c) *articulaires* : *n. articulaire post. du genou* (Cruveilhier),
    deux branches supér. : suivant les art. articul. supér.,
    une branche infér. : contre tendon 1/2 membraneux,
de la complexité des branches nerveuses et de leur intrication résulte ce
fait que ce sont les symptômes nerveux qui sont les premiers à signaler
le développement des anévrysmes ;

paquet vasculaire : formé par :

    artère et veines poplitées contenues dans une gaine commune,
      cette gaine rend séparation des deux vaisseaux délicate,
      veine laisse abordable le côté interne de l'artère,
      vasa-vasorum (Hyrtle), entre les deux vaisseaux, rôle réel
        dans circulation de retour après ligature artérielle,

  1° artère poplitée :
née à l'anneau du 3° adducteur,
présente deux directions différentes :
    portion *oblique*, initiale, courte, en bas et en dedans,
    portion *verticale*, longue, un peu en dedans de l'axe du creux,
    légèrement concave en avant,
dimensions : longueur 19 cm., diamètre 17 mm.,
rapports doivent être considérés :
  a) ORIGINE : *artère glisse entre* :
    f. post. du fémur en avant,
    muscles 1/2 tendin. et membraneux, en arrière,
  b) TRIANGLE FÉMORO-POPLITÉ :
    artère est accessible facilement,
    elle ne donne pas de branches,
    sa ligature ou sa lésion est bénigne,
  c) TRIANGLE TIBIO-POPLITÉ :
    artère profonde, difficile à atteindre,
    donne toutes ces branches,
    lésion beaucoup plus sérieuse, en général,
branches :

    r. musculaires variables, deux constants, ce sont :
       a. jumelles : les plus grosses collatérales de l'artère,
          accompagnées de leurs deux veines et du nerf,
          pénètrent le bord axial des jumeaux,
          une br. constante : a. de la v. saphène ext. (Salvi),
    r. articulaires :
       supéro-externe, plus volumineuse, plus basse que la supéro-
          interne, à 2 à 3 cm. au-dessus condyle,
       supéro-interne,
       moyenne : pénètre dans lig. post. de articulation,
       inféro-externe : au niveau de l'interligne ou un peu au-
          dessous (Dujarier),
       inféro-interne : peut naître un peu au-dessus de l'interligne
          (Poirier), à son niveau ou même un peu au-dessous (Du-
          jarier),

2° veine poplitée :
    haut : *unique, externe et postérieure* par rapport à l'artère,
    p. moy. : *croise en X, face postérieure* de l'artère,
    bas : généralement *double*,
      grosse veine : interne,
      canal v. collatéral : externe : formé derrière l'articulation par
      les veines articulaires,
        se jette dans les veines principales au voisinage de l'anneau
        des adducteurs,

lymphatiques : *trois étages ganglionnaires* :
    SUPERFICIEL : *gg. juxta-saphène,*
    MOYEN : plus important, satellite des vaisseaux,
        en dehors ou en dedans, suivant les cas,
        constitués par deux groupes :
            gr. inter-condylien,
            gr. sus-condylien,
    PROFOND : *gg. rétro-articulaire,*

tissu cellulo-adipeux : *abondant.*

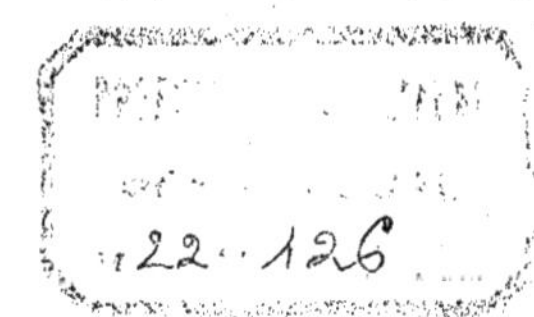

Cœcum et Appendice

DÉFINITION : avec Gérard, on peut le définir comme étant un véritable *estomac médio-intestinal*, auquel est dévolu **un double rôle digestif de** :

1º sécrétion profuse de suc entérique,
2º brassage du contenu intestinal.

EMBRYOLOGIE :

RENFLEMENT *d'abord peu marqué* du TUBE INTESTINAL, apparaissant un peu au-dessus du *sommet de l'anse ombilicale,* marqué par le diverticule de Meckel, sur la *branche ascendante,*

secondairement, prend chez l'*embryon* un *développement très marqué,* mais *inégal* ; en effet :

SON FOND : reste *grêle* et forme l'*appendice,*

SA BASE : *renflée,* au-dessous de la continuation du grêle, le *cœcum* ;

SITUATION *définitive* est en rapport avec l'*évolution subie par l'anse ombilicale,* soumise, autour de l'axe mésentérique, à une double poussée s'exerçant en sens inverse, par suite du développement du foie, du duodéno-pancréas et des anses grêles d'une part, de l'intestin terminal d'autre part,

en sorte que cette anse ombilicale subit une *torsion de 270º en sens inverse des aiguilles d'une montre, ce qui a pour effet de porter le cœcum*

NORMALEMENT, dans les *positions successives* :
hypochondre gauche,
sous-hépatique,
pré-rénale,
iliaque, après avoir franchi la crête iliaque,

ANORMALEMENT : il peut soit subir :
migration incomplète et rester dans l'une des positions inter-médiaires précédentes,

migration exagérée qui le fait descendre dans le pelvis,
l'embryologie explique donc bien toutes les diverses situations que, nous le verrons, le cœcum peut occuper.

GÉNÉRALITÉS :

Limites :

INFÉRIEURE : *fond : nette,*

SUPÉRIEURE : continuation avec côlon ascendant, marquée :

extérieurement :

conventionnelle en général : un peu variable, soit :

horizontale continuant *bord supérieur de iléon,*

horizontale passant à *mi-distance entre ses deux bords,*

parfois : sillons frénaux de Struthers sur chaque face,

intérieurement :

orifice de valvule de Bauhin, dont :

valvule supérieure est colique,

valve inférieure, cœcale ;

Forme :

classiques : il varie suivant qu'on le considère chez :

NOUVEAU-NÉ : type FŒTAL : surface lisse et unie,

ENFANT : on note :

apparition des BOSSELURES et des BANDES,

incurvation du cœcum en dedans par suite du développement prédominant de la paroi antérieure et droite ; en sorte que l'appendice paraît naître de la partie postéro-interne,

ADULTE : on peut lui décrire :

FOND : uni, lisse,

CORPS : qui présente :

quatre faces : antér., post., droite et gauche ;

cette dernière, face interne du cœcum, présentant :

a) *angle iléo-cœcal,*

b) *point d'implantation de l'appendice*

au niveau de la convergence de 3 bandes.

trois bandes longitudinales : qui sont :

antérieure : se continuant avec la bande colique,

postérieure : en continuité avec la bande postéro-externe du côlon ascendant,

postéro-interne : passant derrière le point d'abouchement de l'iléon, maintenant l'angle iléo-cœcal **(Krause)**, se continuant avec la bande colique postéro-interne,

bosselures, au nombre de *six* en général :

situées par deux entre les bandes,

les bosselures siégeant entre bande antérieure et la postérieure sont les plus grandes, l'inférieure formant le fond du cœcum,

Quénu et Heitz-Boyer :

Cœcum :

présente DEUX PORTIONS ; c'est un canal infléchi sur lui-même, à sinus dirigé en dedans et en arrière,

p. *supérieure* : *verticale* ; abouchement de iléon,

p. *inférieure* : direction variable : formant *angle*
   droit,
   aigu,
   obtu, avec portion verticale,
l'inflexion du cæcum commande :
   point d'implantation de l'appendice,
   situation par rapport au *cæcum*,

appendice :

présente également DEUX PORTIONS :
   radiculaire, fixe ; s'arrêtant au point d'arrivée de l'artère appen-
      diculaire qui contribue à la fixer,
   pointe : *mobile*, longueur variable :
point d'implantation sur le cæcum pourra se faire à 2 cm. *au-dessous*
   de l'iléon : appendice terminal « en entonnoir »,
      si cæcum angle normal entre deux portions
   très bas : type *fœtal* : cæcum à angle obtus,
   très haut : cæcum coudé à angle aigu ; appendice est alors para
      ou même sus et rétro-iléal,
situation variable à la fois par *rapport* :
   fosse iliaque : en relation avec celle du *cæcum*,
   cæcum : il pourra être :
      sous-cæcal,
      précæcal,
      rétro-cæcal,
      latéro-cæcal : *ascendant*,
         droit,
         gauche : *para* ou *sus-iléal* dans certains cas ;

Direction : en position moyenne, cæcum est dirigé :
   HAUT, DEHORS, AVANT, A DROITE,
   presque *horizontal* si distendu,
   angle iléo-cæcal est aigu ; iléon presque horizontal ;

Dimensions :
   cæcum :
      LARGEUR de 7 cm. environ, l'emporte de 1 cm. sur les autres dia-
         mètres,
      CAPACITÉ : 100 cmc,
   appendice :
      LONGUEUR variable : 7 cm. en moyenne ;

Situation : avec Alglave, on peut remarquer son extrême variabilité :
   a) typique : c'est-à-dire de la plus grande fréquence :
      ENFANT : avec Leguen : on peut décrire position
         iliaque moyenne,

haute et postérieure : juxta ou pré-rénale : sous-hépat.,
basse : pelvienne,

ADULTE : avec Tuffier et Jeanne :
sus-iliaque :
iliaque avec **trois variétés :**
supérieure : au-dessus ligne bi-épineuse,
moyenne : à distance de l'arcade crurale,
inférieure : contre l'arcade,
iliaque inférieure et interne,
pelvienne,

b) **atypique :** le cœcum peut être en position
pelvienne : Douglas : derrière la vessie, au-dessus,
sous-hépatique : parfois entre foie et diaphragme,
ombilicale,
à gauche :
soit que cette position existe :
a) *sans transposition* générale des viscères,
b) *avec transposition,*
herniaire (par glissement ;

moyens de fixité : *nous les étudierons au cours de la description* : variables :
CONTINUITÉ avec *côlon ascendant,* fixé
MÉSENTÈRE : fixant angle iléo-cœcal,
replis péritonéaux : peu importants (Mannheim).

RAPPORTS : *nous étudierons successivement les rapports :*

A. — IMMÉDIATS : avec le péritoine :

normalement : CŒCUM INTRA-PÉRITONÉAL, LIBRE, MOBILE ;
pour bien comprendre la disposition du péritoine au niveau du
cœcum, il convient d'étudier :

1º **mode de terminaison du mésentère** (qui constitue le véritable
*lig. d'attache du cœcum, lig. iléo-colique d'***Alglave***)* : *sur :*

a) ILÉON : portion terminale : il constitue :
méso identique au reste du *mésentère* de c. grêle,

b) CŒCUM : à son niveau, se *dédouble :*
passant en avant et en arrière de lui,
cœcum, soutenu au niveau de sa base par le lig. iléo-colique, est
libre dans cavité péritonéale par son corps et sa pointe, « comme
la pointe du cœur dans le péricarde » (**Tuffier**),

2º **mode d'acolement du lig. iléo-colique :**
normalement, large de 5 à 6 cm. en amont de la valvule iléo-colique,
finit en pointe à quelques centimètres au-dessus de cet orifice iléo-
cœcal ; ainsi, il reste à distance de l'angle iléo-cœcal,
parfois, il s'avance sur lui, formant :

LIG. RÉTRO-ILÉO-COLIQUE (Alglave), qui, détaché de la face
postérieure du lig. iléo-colique, s'attache à la fosse iliaque

d'une part, au côlon ascendant d'autre part, formant :
> *lig. mésentérico-pariétal* (Fredet),
> *lig. cœcal inférieur* (Tuffier), lorsque l'accolement se poursuit jusqu'au bord g. du cœcum,

3° mode d'accolement du colon ascendant à paroi postér.,

normalement, il s'y *fixe* par ses DEUX BORDS :
> *gauche* : limitant accolement du *lig. iléo-colique*,
> *droit* : par *lig. latéro-colique ascendant*, qui limite avec le précédent la fosse rétro-cœcale, mais ne se continue pas sur le cœcum,

> *parfois* : *lig. latéro-colique se continue sur b. droit du cœcum*, formant alors :
> *lig. cœcal supérieur* (Tuffier),
> *lig. pariéto-cœcal* (Fredet),

cette disposition habituelle, par suite de la longueur suffisante des ligaments, laisse une mobilité antéro-postérieure suffisante au cœcum et à l'iléon terminal, permettant de les attirer : donc disposition chirurgicalement favorable.

l'étude des diverses dispositions du péritoine permet la classification suivante :

> a) SEGMENT ILÉO-CŒCAL *entièrement* LIBRE,

> b) COLON ASCENDANT ACCOLÉ *avec sur le cœcum, soit* :

>> 1. *absence complète de toute coalescence,*

>> 2. *adhérence du cœcum par un bord seulement,*

>> 3. *adhérence des deux bords du cœcum*, limitant fossette rétro-cœcale unique,

>> 4. *adhérence des deux bords*, avec *adhérence partielle de la face postérieure*, dédoublant la fossette rétro-cœcale en deux fossettes plus petites,

>> 5. *accolement complet du cœcum,*

> c) SEGMENT ILÉO-CŒCO-COLIQUE COMPLET ACCOLÉ :
> cœcum *paraît alors rétro-péritonéal* : or ;
> *fascia rétro-iléo-colique* d'Alglave subsiste,
>> témoignant de coalescence du péritoine pariétal primitif et périt.-intestinal,
>> permettant le décollement (clivage),

rappelons que pour certains auteurs il n'y a pas de vrais ligaments du cœcum, en dehors des replis péritoneaux soulevés par les vaisseaux, replis sans aucune entête anatomique ni importance physiologique,

4° fossettes péri-cœcales :

disposition réglée par :
> *accolements péritonéaux,*
> *trajet de certaines artères,*

constituées par :
> F. ILÉO-CŒCALE ANTÉRIEURE : *constante* : formée :
>> f. antérieure : *repli mésentérico-cœcal,*

f. postérieure : *iléon et mésentère* (f. antér.),
orifice : *fente longitudinale* : tournée à gauche,
fond : *sur cœcum,*

F. ILÉO-APPENDICULAIRE : *quadrilatère* : limitée :
f. postérieure : *méso-appendice,*
f. supérieure : *iléon,*
f. antérieure : *lig. iléo-appendiculaire,*
fond : *angle iléo-cœcal,*

F. RÉTRO-CŒCALE : nous l'avons déjà étudiée,
rappellons la fréquence de la position rétro-cœcale de l'appendice,
souvent adhérent alors ;

F. SOUS-CŒCALE :
entre fascia iliaca et muscle iliaque,
orifice regardant en haut, limité par pli sous-cœcal ou iliaque ;
le cœcum peut venir se loger dans cette fosse ;

5º **formations anormales :**
membrane de JACKSON, voiles péritonéaux,
coudure de LANE : le plus souvent iléale ;

B. — MÉDIATS : le cœcum est en rapport :

en avant : PAROI ABDOMINALE ANTÉRIEURE :
cœcum distendu, au contact,
cœcum vide : à distance ; peu en être séparé par :
épiploon ou anses grêles,
ANGLE DE CRÊTE ILIAQUE ET DES MUSCLES LARGES de la paroi
abdominale antérieure qui s'y insèrent,
N. FÉMORO-CUTANÉ : passant entre les deux épines ; peut être
irrité au cours de certaines affections du cœcum ou de l'appendice,

en arrière : successivement :
PÉRITOINE PARIÉTAL POSTÉRIEUR, *tissu cellul. sous-périt.,*
FASCIA ILIACA recouvrant :
M. PSOAS-ILIAQUE :
entre les deux chefs, apparaît le NERF CRURAL,
SOUS EUX : FOSSE ILIAQUE INTERNE OSSEUSE,

en dedans :
PSOAS, *sur le bord interne duquel descendent :*
VAISSEAUX ILIAQUES EXTERNES :
paquet formé par :
artère en dehors,
veine en dedans et un peu en arrière,
ganglions lymphatiques de chaque côté d'elle,
gaine formée par fascia iliaca (f. d'Abernetti),
longeant le détroit supérieur,

croisé par :

    uretère : tout en haut, passant plutôt à droite, sur iliaque primitive, à 1 cm. de la bifurcation artérielle :
loin en général, mais peut être siège au cours de certaines appendicites de crises pseudo-lithiasiques (Tuffier),

    vaisseaux spermatiques : surcroisant uretère, puis v. ou a. iliaque, suivant la situation de l'orifice inguinal profond, vers lequel ils vont,

    n. génito-crural, cheminant sur vaisseaux,

en bas :

  en avant :

    ARCADE CRURALE, dont le sépare l'ESPACE DE BOGROS, restant en général à 1 ou 2 cm. d'elle,

  en arrière :

    DÉTROIT SUPÉRIEUR ET VAISSEAUX ILIAQUES,
cœcum descend plus ou moins sur eux,
appendice peut rester :
au-dessus du détroit supérieur,
à cheval sur lui,
plongeant dans excavation,

    FOSSETTE OVARIENNE, un peu plus en arrière et en bas,
lig. de Clado peuvent unir trompe et appendice : mais inconstant.

VASCULARISATION, INNERVATION :

artères : proviennent de ARTÈRES ILÉO-COLO-CŒCALES, naissant au 1/3 inférieur de l'artère mésentérique supérieure, sur son bord droit, entre 2 à 10 cm. de l'angle iléo-cœcal,

se divisant en cinq branches : deux (a. colique ascendante, à. iléale), ne nous intéressent pas,
les trois autres sont :

A. CŒCALE ANTÉRIEURE :

  née parfois tronc commun avec la postérieure,
se dirige en bas et en dehors, croisant parfois iléon,
soulève le *pli mésentérico-cœcal*,

A. CŒCALE POSTÉRIEURE :

  unique le plus souvent, double parfois,
vascularise face postérieure cœcum, p. voisines colon, iléon,
s'anastomosant avec *la précédente* b. ext. cœcum :

    Tuffier : façon *inconstante*,

    Picqué : *constante*,

A. APPENDICULAIRE :

  origine variable : tronc iléo-colique, a. cœcale, a. iléale,
passe derrière iléon, soulevant *méso-appendice*,

convexité dirigée à droite,

donnant par cette convexité des artères en échelle, formant des *arcades* analogues à celles du grêle, constituées par :

a. *cœco-appendiculaire* : montant base cœcum,

a. *iléo-appendiculaire* : vers b. libre iléon, soulevant repli iléo-appendiculaire,

a. *appendiculaires,* au nombre de 5 à 6,

circulation autonome, anastomoses sans utilité ;

veines : *calquées sur les artères :* PLEXIFORMES *près de l'angle iléo-cœcal ;*

lymphaliques : très développés,

se rendent au groupe gg. iléo-cœcal,

peuvent s'hypertrophier sans affection apparente du cœcum (Tuffier),

trois groupes :

a) *cœcal antérieur :* relai gg. mésentérico-cœcal,

b) *cœcal post.* : 3 à 6 gg. relais,

c) *appendiculaire* : passant devant iléon ;

nerfs : proviennent du plexus solaire par le PLEXUS MÉSENTÉRIQUE SUPÉRIEUR.

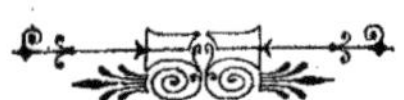

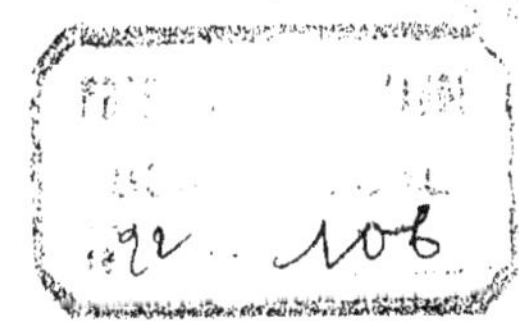

Canal thoracique

DÉFINITION : *canal collecteur de la lymphe de tout le corps, à l'exception de la moitié droite de la tête, du cou, des parois du thorax, et du membre supérieur droit, tributaires de la grande veine lymphatique.*

EMBRYOLOGIE : se développe soit par :

a) *fente apparaissant dans le mésenchyme,*

b) *bourgeonnement parti de la veine sous-clavière,*
      d'abord *bourgeons pleins,* mésenchymateux ; formés avant que ne se développent les cœurs lymphatiques ;
      puis *se creusant d'une lumière* par suite de la sécrétion par les cellules du bourgeon d'un liquide qui écarte les unes des autres ces cellules, *repoussant l'endothélium* ;
      la *gaine musculo-conjonctive* n'apparaît que plus tardivement.

GÉNÉRALITÉS :

    origine : elle se fait :

        au niveau de la IIe VERTÈBRE LOMBAIRE,
          rarement au-dessous,
          parfois au-dessus XIIe *ou* XIe *dorsale,*
        constituée de façon variable, d'après mode de terminaison des racines,
          représentée par les efférents des quatre groupes ganglionnaires étagés par rapport à l'aorte et groupés en :

            gg. juxta-aortiques gauches
            gg. juxta-aortiques droits : pré-cave, rétro-cave
            gg. pré-aortiques
            gg. rétro-aortiques,
        on peut rencontrer, d'après **Cunéo**, l'une des trois dispositions :

        rarement : PLEXUS D'ORIGINE *du canal thoracique,*

parfois : TROIS RACINES :
    deux pour les gg. juxta-aortiques,
    un pour les gg. pré-aortiques : pouvant ou non se jeter dans l'une
       des deux premières racines,

souvent : DEUX RACINES : efférents des gg. juxta-aortiques, la racine
    gauche plus longue que la droite,
marquée par la CITERNE DE PECQUET,

    siégeant soit :
       portion initiale du canal (origine *basse*),
       parties terminales des deux troncs qui le constituent ; le canal a
        alors une origine *haute*,

    forme variable selon les cas :
       aplatie, piriforme : 3 cm. *de haut*, 4 à 7 mm. *de large,*
       bosselée dans d'autres cas,

    située :
       avant de : 1re *ou* 11e *lombaire,*
       derrière : *a. rénale droite,*
       entre : *aorte, à gauche* ; *pilier droit diaphragme, à droite* ;

direction : *deux portions* :
    1° ASCENDANTE : de beaucoup la plus longue : 27 à 30 cm.,
       1er *segment, inférieur* : *presque vertical,*
       2e *segment, supérieur* : *oblique* légèrement en h., à g., avant,
    2° DESCENDANTE, courte ; CROSSE *du canal thoracique,* 3 à 4 cm.

trajet : passe successivement :
    1° P. SUPÉRIEURE ABDOMEN,
    2° DANS LE DIAPHRAGME,
    3° DANS LE THORAX,
    4° BASE DU COU, A GAUCHE, pour se terminer dans :

terminaison :
    ANGLE JUGULO-SOUS-CLAVIER GAUCHE :
       sommet de l'angle, dans la règle,
       face postérieure, plus rarement,
        par *orifice valvulé* ou non valvulé, suivant cas ;

dimensions :
    CALIBRE : variable, suivant les points,
       origine : *dilaté* : CITERNE PECQUET,
       p. moyenne : *rétréci,*
       terminaison : *dilaté* : AMPOULE DE MASCAGNI,
    LONGUEUR : 30 à 34 cm.

RAPPORTS : nous les étudierons dans les divers segments de son trajet :

    1° **portion abdominale** (racines et citerne de Pecquet), en rapport avec :

avant :

AORTE ABDOMINALE : par son bord droit : formant avec la v. cave inférieure un angle dièdre à sommet inférieur : entre les deux vaisseaux fait saillie le pilier droit du diaphragme,
de la face antérieure de l'aorte, à ce niveau, naissent :
a. *diaphragmatique inférieure* (xiie d.),
tronc cœliaque, centrant la région cœliaque, *loin du canal thoracique*,

BRANCHES DE L'AORTE nées de son bord droit : h. en bas,
a. *capsulaire moyenne*,
a. *12e intercostale*,
a. *1re lombaire*,
A. RÉNALE DROITE surtout, passant toujours devant le canal thoracique, à son contact immédiat, tandis que les branches précédentes passent tantôt devant, tantôt derrière lui,

GANGLION SEMI-LUNAIRE DROIT :
s'insinuant entre aorte et v. cave ; reposant sur le pilier droit, en arrière, devant le canal ; concave en haut et en dedans ; en croissant, recevant par :
corne externe : *grand nerf splanchnique*, venu du sympathique thoracique, gg. moyens, par 4 ou 5 racines ; près du canal,
corne interne : loin du canal,
classiques : x *droit* : *anse mémorable Wrisberg*,
Saignel-Lavastine : *une partie seulement* du x dr., une autre br. allant au gg. semi-lunaire g., d'où deux anses mémorables,
concavité : rameaux du *phrénique droit*,
convexité : filets du *nerf petit splanchnique*,
croisant, comme le grand splanchnique, le canal thoracique,

arrière :

COLONNE LOMBAIRE, recouverte par :
grand ligament vertébral commun antérieur,
intersections fibreuses des piliers diaphragmatiques,

gauche :

TISSU CELLULAIRE RÉTRO-AORTIQUE, dans lequel, en bas, on trouve
ganglion rétro-aortique supérieur,

droite :

PILIER DROIT DU DIAPHRAGME, avec :
en dehors et un peu en avant :
V. CAVE INFÉRIEURE, encore contiguë à l'aorte, séparant le canal de *capsule surrénale droite*,
à travers le pilier :
en dedans : *au flanc externe du canal* :
V. GRANDE AZYGOS, continuant v. lombaire asc.,

G. ET PETIT NERFS SPLANCHNIQUES,
SPLANCHNIQUES POSTÉRIEURS DE WALTHER,

en dehors : loin du canal :
cordon sympathique ;

2° **portion diaphragmatique** : le canal monte dans orifice aortique, entièrement aponévrotique, circonscrit par les fibres internes des piliers ; le canal est situé entre :

à gauche :

AORTE,

à droite :

PILIER DROIT et les ORGANES qui le traverse nt, que nous avons signalés plus haut, auxquels il convient d'a jouter quelques *troncs lymphatiques* allant de la *surrénale droite* aux *ganglions diaphragmatiques postérieurs,*

plus en avant, très loin de lui :

œsophage et *deux pneumogastriques,* à gauche et en avant de l'aorte,
v. cave inférieure, montant dans le trou carré, en avant et à droite de l'œsophage ;

3° **portion thoracique** : il convient de l'envisager *en trois étages* :

a) **sous-azygo-aortique** : au-dessous du sommet du triangle de Schwartz ; le canal thoracique est en rapport :

avant :

AORTE : le canal thoracique monte sur sa *face postérieure, près du bord droit,* puis se place franchement sur ce bord à partir de la xe vertèbre dorsale,
plus en avant et séparée par elle :
œsophage, qui s'écarte en montant du bord droit de l'aorte,
culs-de-sacs pleuraux rétro-œsophagiens, entre les deux organes : l'inter-azygo-œsophagien plus profond, s'avançant audevant du canal thoracique, que l'inter-aortico-œsophagien ne recouvrant pas entièrement la face antérieure de l'aorte ;
entre les deux : lig. de Morrosow,

droite :

VEINE GRANDE AZYGOS, montant parallèlement au bord droit de l'aorte ; recevant sur son flanc droit les *veines intercostales droites,* 8 dernières ; entre les veines reposant sur la plèvre, petits recessus pleuraux arrivant au contact du canal,

gauche :

ANGLE AORTICO-INTERCOSTALES DROITES, dans lequel glisse le canal thoracique, *séparé* par lui de l'*origine des artères intercostales g.* et des *veines petites azygos supérieures et inférieures,* sur le flanc g. de l'aorte,

arrière : le canal thoracique est *directement croisé* par

A. INTERCOSTALES DROITES,

VEINES AZYGOS 1/2 *supér. et inférieures*, se jetant soit par un tronc unique, soit par un tronc commun, dans la grande veine azygos ; laissant, dans ce dernier cas, les 8ᵉ ou 9ᵉ v. INTERCOSTALES GAUCHES se jeter directement dans le canal veineux collecteur grand azygos et croiser pour leur compte la face postérieure du canal ; dans ce cas, la 1/2 azygos supérieure le croise vers la 6ᵉ d., la 1/2 inférieure vers la 8ᵉ dorsale ;

ce croisement vasculaire, perpendiculaire à la direction du canal, sépare celui-ci de la *saillie des corps vertébraux* recouverts par leur grand ligament vertébral commun antérieur ;

b) **inter-azygo-aortique** (triangle de **Schwartz**) :

triangle, de 3 cm. de hauteur, a sommet vers la 6ᵉ dorsale, a base entre les deux crosses aortique et azygotique mesurant 2 centimètres ; le canal répond :

avant :

ŒSOPHAGE : le canal devient *rétro-œsophagien*, et cela au moment où la crosse aortique s'incline vers la gauche, surplombant la bronche gauche ; il suit le bord gauche de l'œsophage, mais le plus souvent distant de 5 à 6 mm.,

AORTE : plus haut, à la base du triangle, le canal rejoint l'aorte dont il s'était écarté, au moment où celle-ci passe sur la bronche gauche, dans l'angle trachéo-bronchique,

Schwartz : *aucun contact possible entre la bronche gauche et canal thoracique,*

certains auteurs : parfois, la crosse, en position latéro-vertébrale, démasque l'origine de la bronche gauche et le canal s'appuie alors sur elle à ce niveau, il est alors *rétro-bronchique*, mais, rapidement, il redevient un peu plus haut rétro-aortique ;

par contre, le x *gauche rétro-bronchique* lui aussi, plus interne, est toujours sous-aortique et sans rapport avec le canal,

A. BRONCHIQUE DROITE, née de l'aorte, sur sa face antérieure, croise la face antérieure du canal et la face postérieure de l'œsophage, pour se rendre sur la face postérieure de la bronche droite,

droite :

G. VEINE AZYGOS, s'écarte fortement du canal pour aller faire sa crosse au-dessus de la bronche droite, limitant avec la crosse aortique les côtés du triangle de Schwartz,

PNEUMOGASTRIQUE DROIT : glisse derrière la bronche droite en dedans de la crosse veineuse ; vient se placer plus bas derrière l'œsophage ; sans rapport direct avec le canal thoracique, qui reste plus en dedans,

plèvres médiastines, tant à droite qu'à gauche, restent *loin* du canal,

arrière :

A. INTERCOSTALES DROITES, 4, 5, croisent la face postérieure du canal, le séparant de la *colonne vertébrale*, dont il s'est du reste beaucoup écarté en avant ;

c) **sus-azygo-aortique** : le canal thoracique répond :

avant :

A. SOUS-CLAVIÈRE GAUCHE : il monte sur sa face postérieure, la croisant *en* X très allongé en haut et à gauche, de manière à venir se placer *derrière sa courbe* au niveau de la base du cou ; elle le sépare *plus en avant de* :

penumogastrique gauche, rétro-carotidien,
carotide primitive gauche avec ses nerfs cardiaques,
n. récurrent g. et sa chaîne ganglionnaire dans l'angle inter-trachéo-œsophagien,
tronc veineux mammaire gauche, beaucoup plus en avant, derrière le manubrium sternal,

droite :

ŒSOPHAGE : le canal monte le long de son bord gauche comme la sous-clavière, entre lui et l'œsophage passent les *ligaments vertébro-péricardiques*, le séparant de l'*espace rétro-œsophagien*,

gauche :

PLÈVRE, déprimée au-dessus de la crosse, formant la fosse pleurale sus-aortique,

arrière :

FLANC GAUCHE DE LA COLONNE VERTÉBRALE, avec le SYMPATHIQUE cervico-dorsal devant la tête des côtes ;

4° **portion cervicale** : **crosse du canal**, qui s'incline à gauche :

arrière, à son *entrée*, repose sur :

APOPHYSES TRANSVERSES de la 1re *dorsale* (et tête 1re côte), et de la viie *cervicale*,

LIG. VERTÉBRO-PLEURAL : qui, parti de la face antérieure des vi^e, viie cervicales, i^re, iie dorsales, glisse sur le dôme pleural pour s'insérer sous l'artère sous-clavière ;
limitant le bord interne de la FOSSE SUS-RÉTRO-PLEURALE de **Sébileau** (dans laquelle passe l'artère sous-clavière g. qui, souvent, s'insinue sous le lig. vertébro-pleural *et non sur*) ;
passe en dehors et en arrière du canal qui contracte, à ce niveau, des rapports intimes avec le DOME PLEURAL par la partie ascendante de sa crosse, qui peut remonter haut vers le cou (blessures opératoires) ;
dans sa portion horizontale, le canal s'insinue entre :

dedans : d'arrière en avant :

PNEUMOGASTRIQUE GAUCHE, devant la sous-clavière, plus en avant et presque parallèle à elle, sans récurrent,

CAROTIDE PRIMITIVE G. : en avant et en dedans du x g.,

JUGULAIRE INTERNE : plus en avant : devant la C. primitive,

dehors : d'arrière en avant, croise

A. VERTÉBRALE, longée par V. VERTÉBRALE, qui, comme le canal, se porte en bas et en avant vers le pressoir rétro-claviculaire,

FILETS SYMPATHIQUES : ne formant généralement pas d'anse de Vieussens de ce côté,

SCALÈNE ANTÉRIEUR : se rapproche progressivement de son bord antérieur, suivi par le NERF PHRÉNIQUE G.,

bas :

A. SOUS-CLAVIÈRE, séparant la crosse du canal thoracique du dôme pleural à ce niveau, se terminant :

avant :

SOMMET ANGLE JUGULO-SOUS-CLAVIÈRE : masqué par la clavicule, les insertions des muscles sous-hyoïdiens et les deux chefs du sterno-cléido-mastoïdien,

GANGLIONS : plus ou moins nombreux, dont on sait l'intérêt pathologique (gg. de Troisier).

BRANCHES : nous ne rappellerons pas son **mode d'origine**, mais seulement :

collatérales :

tronc des 6 derniers espaces intercostaux g., près de son origine : *descendant,*

tronc des 5 premiers espaces intercostaux g.,

efférents des ganglions médiastinaux postérieurs,

de façon *inconstante,* près de sa terminaison :

tronc jugulaire g.,

tronc sous-clavier g.,

tronc broncho-médiastinal.

STRUCTURE : constituée par :

TUNIQUE INTERNE : *endothéliale* (1 paire v. ostiales suffisante st), se poursuivant dans celui de la veine sous-clavière g., comme le ferait une veine collatérale (Renaut), cellules plates, allongées suivant l'axe du vaisseau, quelques-unes avec bordure en brosse (cellules sécrétrices),

TUNIQUE CONJONCTIVE *sous-endothéliale,*

TUNIQUE ÉLASTIQUE,

TUNIQUE MUSCULAIRE, *f.* musculaires lisses disséminées à la partie moyenne de la zone conjonctivo-élastique ; à direction variable, longitudinale, oblique et surtout transversales, les plus importantes.

en réalité :

tunique endothéliale et
tunique musculo-conjonctivo-élastique, avec dispersion des différents
éléments qui la constituent.

PHYSIOLOGIE :

canal vecteur de la lymphe et du chyle, dont la *circulation* est assurée par :

a) forces agissant aux extrémités du système lymphatique,

VIS A TERGO,
FORCE D'ATTRACTION DU COURANT VEINEUX SOUS-CLAVIEN,

b) impulsions données par les organes voisins,

BATTEMENTS DE L'AORTE,
MOUVEMENTS RESPIRATOIRES,
CONTRACTIONS DE L'ŒSOPHAGE,

c) causes intrinsèques liées à :

ÉLASTICITÉ et à
CONTRACTILITÉ du canal sous l'action des *nerfs vaso-moteurs.*

Bronches extra-pulmonaires

DÉFINITION : *branches de bifurcation de la trachée*, présentant *deux portions*, individualisées par les travaux de **Schwartz** :

a) MÉDIASTINALE, *apparente, chirurgicale*, formant l'*axe du pédicule pulmonaire*,

b) HILAIRE : *masquée, épanouissement lobaire* de la bronche : il faut remarquer d'ailleurs que la bronche souche, à droite comme à gauche, se continue directement dans la bronche lobaire inférieure, et que, d'autre part, les bronches secondaires naissent sur le bord externe de chaque bronche, la droite donnant seule une bronche épartérielle (lobaire supérieure), avant son entrée dans le sinus hilaire.

EMRRYOLOGIE :

proviennent du tube ventral, dû au *dédoublement de l'intestin antérieur* : le tube dorsal donnant l'œsophage, le ventral le larynx puis la trachée, celle-ci pousse *deux bourgeons pleins* qui, d'abord, communiquent avec l'œsophage, puis s'en isolent : ce sont les bronches, d'où vont naître les poumons ; *les cartilages apparaissent à la 8e ou 9e semaine*, *épithélium provient* : pour

Kœlliker : *endoderme primitif*,

Robin : *ectoderme* à travers les fentes brachiales.

GÉNÉRALITÉS : il faut étudier successivement :

a) **bifurcation de la trachée** :

SIÈGE :
droite de la ligne médiane, au-dessus de l'oreillette g. (Gérard),
plan postérieur par rapport à *bifurcation de art. pulmonaire*,
tordue sur son axe :
br. droite plus postérieure que la bronche gauche,

ANGULATION : variable suivant les auteurs,
classiques : *angle droit ou obtus*,
modernes : *angle aigu*, variant entre 90° et 30°,
bronche droite à 30 0/0 sur verticale,
bronche gauche à 50 ou 55 0/0, le plus souvent,

FORME :
> *division en deux demi-anneaux* du dernier anneau trachée,
>> s'adossant par leur extrémité interne, formant *éperon* à partie inférieure de la trachée, orienté sur la gauche, découvrant la lumière de la bronche droite,
>> *chacun de ces demis-anneaux forme le 1er anneau de la bronche souche correspondante,*

PROJECTION : correspond :
> *avant :*
>> *union corps et manubrium* du sternum,
> *arrière :*
>> homme : *entre 3e et 5e vertèbre dorsale,*
>>> **Schwartz** : *horizontale passant par tête des 6e côtes, à 5 cm. à droite de la ligne médiane,*
>>> **Gerlach** : *sommet de la 3e apophyse épineuse dorsale,*
>> femme et nouveau-né : un peu plus haute ;

b) bronche droite : elle est

CYLINDRIQUE *en avant et latéralement*, APLATIE *en arrière,*

presque VERTICALE : semble continuation directe de la trachée ; par suite de la disposition de l'éperon d'autre part, on comprend que les *corps étrangers* de la trachée glissent souvent jusque-là,

RECTILIGNE : avec cependant légère courbure à concavité interne (Gérard),

COURTE par rapport à la bronche gauche :
> 4 cm. : 2 *avant la bronche épartérielle, 2 après,*

LARGE :
> **Testut** : 15 *à* 16 *mm.,*
> **Schwartz** : 13 *à* 20 *mm.,*
>> la somme des deux calibres bronchiques dr. et g est supérieure au calibre de la trachée.

TERMINAISON :
> *hile pulmonaire : quadrilatère, surbaissé,*
>> entre les 3/4 antér. et 1/4 post. de f. interne poumon,
>> plus près de sa base que de son sommet,
>> formé par les 3 lobes pulmonaires,

PROJECTION :
> *avant* : 2e *espace intercostal et* 3e *côte,*
> *arrière* : croise 6e *côte,* 7e *espace intercostal, puis* 7e *côte,*
>> le hile étant compris entre b. supérieur 4e côte et bord inférieur de la 6e ;

c) bronche gauche :

CYLINDRIQUE *avant et latéralement*, APLATIE *en arrière,*

presque HORIZONTALE :

CONCAVE en haut, en *S* italique pour Gérard,

LONGUE : 5 cm.,

ÉTROITE par rapport à la droite : 11 mm. en moyenne,

TERMINAISON :

hile : en raquette à queue inférieure, surélevé,
formé par les deux lobes du poumon gauche, surtout par le
lobe supérieur :

PROJECTION : *semblable à la droite sensiblement.*

RAPPORTS : nous étudierons successivement :

la bifurcation trachéale,
les bronches droite et gauche prises individuellement dans leurs
deux portions :
a) *pédiculaire,*
b) *hilaire.*

Bifurcation trachéale : elle est en rapport :

en avant :

plastron sterno-costal, culs-de-sacs pleuraux, etc. ; loin :

CROSSE DE L'AORTE :
union des deux portions ascendante et horizontale,
reposant sur la bifurcation et empiétant *très légèrement* sur
la portion toute initiale de la bronche droite,

VEINE CAVE SUPÉRIEURE, *portion extra-péricardique,*
au bord droit de la crosse,
ces deux troncs engaînés inégalement par le *péricarde fibreux*
remontant sur toute l'aorte ascendante, perforé par la v. cave
à l'union de sa moitié supérieure et de l'inférieure en général,
péricarde fixé par les *ligaments vertébro-péricardiques* glissant
sur le flanc de la trachée,
entre v. cave à droite, aorte à gauche, tronc brachio-céphalique veineux g. en haut, péricarde en bas, hiatus, voie d'abord
de la bifurcation trachéale et de l'origine de la bronche droite
(Ricard),

PLEXUS PULMONAIRE ANTÉRIEUR, au contact de la bifurcation
et de l'origine de la bronche,

en arrière :

ŒSOPHAGE, PLEXUS PULMONAIRE POSTÉRIEUR, *lig. trachéo-œso-*
phagien, etc.,

en bas :

BIFURCATION DE L'ARTÈRE PULMONAIRE :
au-dessous, en avant, à gauche de la bif. trachée,
à angle droit, formant triangle avec elle,
dans ce triangle : GG. INTER-TRACHÉO-BRONCHIQUES,
se continuant avec :

en arrière : gg. aortico-œsophagiens,

en haut : gg. chaîne récurrentielle g.,
en avant : gg. chaîne mammaire interne,
formant gouttière à concavité postér. pour œsophage,

CROSSE AORTIQUE, surcroisant sur un plan oblique, de droite à
gauche et d'avant en arrière, la partie droite de la bifurcation
trachéale, toute la bifurcation pulmonaire : recevant lig. **artériel**
devant origine de la bronche gauche, se terminant sur l'origine
de a. pulmonaire gauche,
circonscrivant avec :
  bas : a. pulmonaire g. et bifurcation,
  dehors : p. ascendante crosse,
  haut : p. horizontale crosse,
  arrière : f. ant. bronche g.,

  QUADRILATÈRE DE WRISBERG, contenant :
    plexus cardiaque superficiel,
    ganglion de Wrisberg,

CUL-DE-SAC DE HALLER qui, par son fond,
déborde bifurcation trachée en avant, en arrière
recevant :
  avant : v. pulmonaires supérieures,
  arrière : v. pulmonaires inférieures.

Bronche droite :

A. PORTION PÉDICULAIRE : nous étudierons :

a) **constitution du pédicule** : formé de *bas en haut* et d'*avant en arrière*
par : éléments principaux :
  v. pulmonaires,
  a. pulmonaire,
  bronche :

V. PULMONAIRES :
  supérieure : convergence des *deux v. lobaires sup. et moy.,*
  restent depuis leur origine *organes les plus antérieurs,* se plaçant
  en bas, en dedans, au-dessous de l'artère, pour aller oreillette g.,

  inférieure :
  rétro-bronchique à son origine, vient se placer *au-dessous et un*
  peu en arrière de la précédente,

A. PULMONAIRE :
  longue (5 à 6 cm.), large (22 mm.), horizontale,
  croisant successivement :

    avant : f. postérieure aorte ascendante, puis
        f. postérieure v. cave inférieure (intra-péricard.),

    arrière : bronche droite, atteignant son bord interne, se plaçant
      sur sa face antér.,
        se divisant devant le point où la bronche donne sa *bronche*
          éparlérielle extra-hilaire,

a) *supérieure* : restant *antérieure* jusqu'à la pénétratiou
dans lobe supérieur,

b) *inférieure* : *contourne le bord externe de la bronche souche*
tendant à se placer derrière elle pour *donner*
    a. lobaire moyenne et
    a. lobaire inférieure,

BRONCHE : nous en avons montré les caractères :

ARTÈRE BRONCHIQUE :
née de l'aorte thoracique,
croise :
    avant : de dedans en dehors :
        œsophage,
        pneumogastrique droit,
        bronche droite : p. initiale, f. postérieure, sur laquelle elle
            passe obliquement en h. dehors,
    arrière :
        grande v. azygos,
    atteignant :
        b. supérieure et postér. de la bronche,
        pénétrant dans p. supérieure du hile,
        accompagnée parfois par :
        a. bronchique inférieure : b. inf. bronche,

VEINES BRONCHIQUES : *deux groupes* plaqués sur bronche :
antérieures,
postérieures : formées par deux veines, l'une supérieure, l'autre
    inférieure, suivant les bords correspondants de la bronche :
    la *face postérieure* de celle-ci reste *découverte,*
    les deux groupes affluents de la v. g. azygos,

PLEXUS PULMONAIRE :
antérieurs,
postérieurs :
    plaqués sur la bronche : venant du x droit,
LYMPHATIQUES et *petits ganglions* ;

b) **rapports du pédicule** :
avant :
    V. CAVE SUPÉRIEURE,
haut :
    CROSSE DE LA V. GRANDE AZYGOS, écartée de la face correspondante
    de la trachée par le passage du *nerf pneumogastrique droit,*
    se réfléchissant sur le bord supérieur de la bronche pour atteindre
    la f. postérieure de la v. c. supér.,
    GG. PRÉ-TRACHÉO-BRONCHIQUES DROITS : inscrits entre :
    trachée : en dedans :
    bronche : en bas :

débordant ces deux organes sur leur face antérieure, atteignant en bas a. pulm. droite,
plèvre sus-pédiculaire et *poumon dr. en dehors*,
v. cave supér. et aorte en avant,

    arrière : de dedans en dehors :

        PNEUMOGASTRIQUE DROIT : qui, de *rétro-bronchique*, va devenir *rétro-œsophagien*, presque *vertical*,

        G. V. AZYGOS : p. oblique et p. initiale de la crosse, s'écartant sur le bord droit du triangle inter-azygo-aortique de Schwartz,

    bas :

        PÉRICARDE : *séparant la bronche droite de :*
        oreillette gauche en dedans,
        oreillette droite en dehors ; beaucoup plus au-dessous de la bronche, entre les deux *v. pulmonaires supérieures droites.*

B. PORTION HILAIRE : *il faut envisager :*

a) constitution du hile : forme véritable sinus :
    sinus hilaire (Schwartz), de 1 cm. 1/2 de profondeur,
    pour comprendre sa constitution, examiner *la plèvre :*

        a) SUS-PÉDICULAIRE : les deux feuillets viscéraux et pariétaux sont accolés et recouvrent sans discontinuer la face médiastinale du poumon,

        b) PÉDICULAIRE : la plèvre médiastine aborde la face postérieure de la bronche droite *immédiatement en dehors de la crosse de la v. grande azygos,* qu'elle *recouvre* là ; se réfléchit en dehors sur la bronche, se continuant avec la plèvre viscérale ; formant ainsi un *manchon séreux* qui s'avance plus en arrière qu'en avant, où il se réfléchit sur les v. et a. pulmonaires,

        c) SOUS-PÉDICULAIRE : accolement des quatre feuillets (deux viscéraux, deux pariétaux), du cul-de-sac hilaire ; formant les *ligaments triangulaires ; ce sinus hilaire est facilement décollable grâce à l'existence d'un fascia d'accolement ;*

b) contenu du sinus hilaire : pédicules secondaires :
    nous avons indiqué la naissance de la bronche lobaire supérieure (épartérielle), à 2 cm. en dehors du sinus ; la bronche souche abandonne dans le sinus sa bronche lobaire moyenne, se continuant sans délimitation avec la bronche lobaire inférieure ;
    d'autre part, nous avons montré la disposition des v. et a. pulmonaires par rapport à cette bronche souche et ses collatérales, il nous reste donc à schématiser la disposition des trois pédicules secondaires :

    1. PÉDICULE SUPÉRIEUR : *d'avant en arrière, de b. en h. :*
        v. pulmonaire sup. (br. supér.),
        a. pulmonaire (br. épartérielle),
        bronche lobaire supérieure,

2. PÉDICULE MOYEN :
    v. pulmonaire supér. (br. infér.),
    bronche lobaire moyenne,
    a. pulmonaire (branche lob. moy.),

3. PÉDICULE INFÉRIEUR :
    bronche lobaire inférieure,
    a. pulmonaire (branche lob. infér.),
    v. pulmonaire inférieure,
    les éléments accessoires du pédicule pulmonaire : a., v. bronchiques,
    plexus pulmonaire, pénètrent également dans le sinus hilaire
    au milieu d'un *tissu cellulaire dense* où sont situés les :
    ganglions hilaires : dans les intervalles pédiculaires, premier
    relai des lymphatiques pulmonaires.

Bronche gauche :

A. PORTION PÉDICULAIRE :

a) **constitution** : quelques différences avec le pédicule droit :

    V. PULMONAIRES :

    supérieure : unique pour le lobe supérieur,
      pré-bronchique : reposant sur face antér. de la bronche,
      plus longue, plus exposée que la v. pul. sup. droite,

    inférieure :
      sous et rétro-bronchique,

    A. PULMONAIRE :
    courte : 2 à 3 cm., étroite : 18 mm.,
    croise en x face antérieure de la bronche, puis
    au-dessus et en avant d'elle, se divise en ses deux branches,
    les autres éléments du pédicule se disposent comme à droite ;

b) **rapports** du pédicule :

avant :
    GG. PRÉ-TRACHÉO-BRONCHIQUES GAUCHES,

haut :
    CROSSE AORTIQUE, portion horizontale :
    angle trachéo-bronchique : appliquée sur bronche qu'elle déprime,
      recevant
    ligament artériel, contre la bronche, contourné par
    N. RÉCURRENT GAUCHE, qu'abandonne le
    X GAUCHE, glissant entre aorte, plèvre et face postérieure de la
      bronche g. en bas,
      du récurrent se détache le *n. cardiaque inférieur,* g. du pneu-
      mogastrique, allant au plexus cardiaque superficiel,

arrière :
    PNEUMOGASTRIQUE GAUCHE :
    rétro-bronchique, en dehors de l'aorte, plus bas, pré-œsophagien,
    après avoir été pré-aortique,

CROSSE AORTIQUE : *rétro-bronchique* à la jonction avec aorte thoracique niveau 4º v. dorsale en général, convergeant en arrière de l'œsophage avec la grande azygos, limitant avec elle les côtés du triangle inter-azygo-aortique (Schwartz),

CANAL THORACIQUE : qui, de bas en haut, est successivement rétro-aortique (derrière aorte thoracique), puis

rétro-œsophagien (dans le triangle de Schwartz),

rétro-aortique derrière la bronche g. ; pour certains auteurs, le canal thoracique reposerait derrière p. initiale de la bronche gauche ; cette opinion est réprouvée par Schwartz, qui établit que l'angle trachéo-bronchique gauche étant constamment occupé par la crosse, il n'y a pas de place pour le canal thoracique à ce niveau,

bas :

PÉRICARDE ET OREILLETTE GAUCHE.

B. PORTION HILAIRE :

a) **constitution** : *identique à celle du sinus hilaire droit*, sauf :

RÉFLEXION DU CUL-DE-SAC PLEURAL *s'avance entre aorte et bronche*, FOND du sinus formé seulement par DEUX LOBES PULMONAIRES, tandis qu'à droite les trois lobes y participent ;

b) **contenu** : ici seulement *deux pédicules* :

1º PÉDICULE SUPÉRIEUR : *deux plans* :

antérieur : de haut en bas :

a. *pulmonaire* (br. lobaire supér.),

v. *pulmonaire supérieure g.*,

postérieur :

bronche lobaire supérieure,

2º PÉDICULE INFÉRIEUR : *deux plans* :

antérieur :

bronche,

postérieur :

a. *pulmonaire* (br. lobaire inf.),

v. *pulmonaire inférieure g.*

VASCULARISATION : A. V. BRONCHIQUES.

INNERVATION : PLEXUS PULMONAIRE AVEC PETITS GANGLIONS (Benedicenti).

VOIES D'ABORD :

NATURELLE : trachéo-bronchoscopie : de choix,

CHIRURGICALE :

a) **Ricard** : *antérieure* : dangereuse,

b) **Quénu** : *postérieure* : après résection costale 4, 5, 6, aborde portion découverte de la bronche, peu importante à gauche (aorte), étendue à droite.

Articulation du Genou

DÉFINITION : *articulation complexe* qui est :

en avant : TROCHLÉENNE : *art. fémoro-rotulienne*,
en arrière : BI-CONDYLIENNE : *art. fémoro-tibiales*,
physiologiquement, ces articulations sont *doubles*, en réalité :
fémoro-méniscale et *ménisco-tibiale* ;
*trochléenne, dans son ensemble, par suite de la communauté anatomique et patho-
logique de ces trois articulations.*

ANATOMIE COMPARÉE : fait constater un point intéressant :

chez l'homme : le péroné est exclu de l'articulation, tandis que
*chez les vertébrés inférieurs : les deux os de la jambe, à peu près d'égale valeur,
entrent en rapport avec le fémur.*

EMBRYOLOGIE : *articulation primitivement double*, dans laquelle :

la couche mésenchymateuse moyenne disparaît incomplètement : d'où *cartilages
intra-articulaires* : ménisques, c. semi-lunaires,
la cloison inter-articulaire disparaît, ses reliquats constituent :
*ligament adipeux, en avant,
ligaments croisés, en arrière.*

SURFACES ARTICULAIRES : constituées par :

fémur : prend, à son extrémité inférieure, la forme d'une pyramide quadrangu-
laire, par division de la ligne âpre engendrant la surface poplitée,
présente, de plus, une sorte de bifurcation, surtout visible en arrière, les
condyles, séparés par l'échancrure inter-condylienne,

TROCHLÉE : *en avant* : formée par :

deux joues, l'externe plus large, séparées par *gorge peu profonde*,
distincte des condyles, elle est *séparée de leurs faces tibiales par rainure
inter-condylo-trochléenne, précédée d'une crête* ;

CONDYLES : *en bas et en arrière* :

*inégaux : l'interne plus large, plus déjeté en dedans,
divergents d'avant en arrière et de bas en haut,
s'enroulant en spirale à rayon décroissant d'avant en arrière,
présentant à considérer :*
faces inter-condyliennes : séparées par l'échancrure, sur :
condyle interne, plus haute, plus *excavée* que l'externe, empreinte
allongée et antérieure du *lig. croisé P. I.*,
condyle externe : empreinte *verticale et postér. du lig. A. E.*,
faces cutanées :
condyle interne : deux portions :
antérieure : longue : vasculaire,
postérieure : portant d'avant en arrière :
tubérosité : à la fois postérieure et sus-articulaire,
insertion lig. lat. int. et aileron rotulien interne,
tubercule du 3e adducteur,
insertion du jumeau interne,

condyle externe : deux portions :
   antérieure : longue :
   postérieure : formée par :
      tubérosité, avec en arrière, de h. en bas :
      fossette du jumeau externe,
      tubercule du lig. lat. externe,
      empreinte du m. poplité,

faces articulaires : seules revêtues de cartilages :
   en avant : limitée par les *rainures inter-condylo-trochl.,*
   en arrière : surplombée par tubercule sus-condylien ;

rotule : sa *face postérieure* présente deux *portions :*
   supérieure, de beaucoup la plus étendue, *seule articulaire,*
     divisée en *deux facettes* par crête verticale,
     la facette interne elle-même subdivisée en deux,
   inférieure, courte, extra-articulaire,
     d'où fractures de la pointe de la rotule extra-articulaires ;

tibia :
   son extrémité supér., aplatie transversalement, se *déjette légèrement en arrière,*

base :
   latéralement : les *cavités glénoïdes, l'interne plus longue :*
     peu excavées, se relèvent vers la partie médiane pour former
     les *épines du tibia,*
   centre, d'avant en arrière :
     surface pré-spinale,
     épines tibiales :
       interne : sert de *heurtoir* au condyle *interne,*
       externe : axe de rotation du condyle *externe,*
     surface rétro-spinale, se continuant avec la face postér. du tibia,
   f. ant. : tubérosité antérieure du tibia : tub. de Gerdy,
   f. post. : surface poplitée,
   f. latérales : margo-infra-glénoïdalis, 2 cm. de haut :
     interne : insertion *tendon direct demi-membraneux, gouttière*
     plus en avant, pour son *tend. réfléchi,*
     externe : facette articulaire, oblique en bas, en arrière et en
     dehors, pour *tête du péroné ;*

ménisques : fibro-cartilages semi-lunaires,
   permettant l'adaptation des surfaces tibiales, presque planes, aux fortes
   convexités des ménisques,
   prismatique triangulaire à la coupe, avec une arête centrale, très mince,
   une base externe, de 6 à 8 mm. de hauteur : vont s'épaississant de la partie
   centrale de la cavité glénoïde à la périphérie, augmentant ainsi la concavité
   de réception des condyles,

M. EXTERNE :
   en *O* presque fermé avec deux cornes,
   corne antérieure : fixée en *avant de l'épine tibiale* par :
     frein méniscal antérieur : externe,
   corne postérieure : en arrière de l'épine tibiale, fixée par :
     frein méniscal postéro-externe, renforcée par :
       faisceau antérieur venant du fémur par lig. A. E.,
       faisceau postérieur : lig. de Wrisberg, venant du lig. croisé
       postéro-interne,

M. INTERNE :
en C, avec deux cornes :
c. antérieure : insérée sur le *tibia, en avant de l'insertion du lig. A. E.*,
fixée par un
frein méniscal antéro-interne, au bord antérieur du plateau
tibial, près de l'angle interne de la surface pré-spinale,
c. postérieure : insérée *entre l'épine tibiale derrière la corne postérieure
du m. externe* et
insertion du lig. croisé P. I., fixée par le
frein méniscal postéro-interne à ce niveau,
LIGAMENT JUGAL : long de 5 cm. environ,
unit la corne antér. du ménisque externe au b. antér. de l'interne.
les ménisques ne sont cependant *pas absolument fixes* dans :
forme : qui s'adaptent aux surfaces condyliennes,
siège : subissant en effet des mouvements de glissement sur le plateau
tibial pour supporter toujours le poids des condyles.

MOYENS D'UNION :
capsule :
FORME :
manchon fibreux étendu du fémur au tibia,
interrompu : en
avant : au niveau
cul-de-sac sous-quadricipital perforé par la synoviale,
rotule,
latéralement : par
ménisques : qui séparent *l'articulation en deux étages* :
supér. : *fémoro-méniscal*,
infér. : *fémoro-tibial*,
arrière : par
lig. croisés : la capsule vient se perdre sur eux, b. postér.,
entre les deux ligaments, il existe une fente, par laquelle la *synoviale*
prend contact avec la surface rétro-spinale, toute entière extra-articulaire, ce qui explique la fréquence des *fusées* purulentes vers le creux
poplité ;
INSERTION : *il faut les étudier sur les divers os* :

fémur :
avant : *à plus d'un centimètre du revêtement* cartilagineux au bord supérieur de la trochlée ; *latéralement, se rapproche au contact* du revêtement ; s'en écarte dans *l'angle condylo-trochléen*, pour suivre :
latéralement : *rampes capsulaires des condyles*, à 5 mm. du revêtement
cartilagineux,
arrière : *remonte à plus d'un centimètre* au-dessus des condyles,
se confondant avec insertions des jumeaux,
descendant ensuite dans l'échancrure inter-condyl., et ne l'enjambant pas en pont comme le veulent les classiques, se continuant avec les lig. croisés ;

rotule :
base : insertion à *quelques millimètres en arrière* d'elle,
bords : *au contact* du revêtement cartilagineux,
pointe : *extra-capsulaire* ;

tibia :
avant : *f. ant. du lig. jugal*, avançant un peu sur la surface pré-spinale,
se perdant dans la masse adipeuse extra-articulaire.

latéralement : à 4 ou 5 mm. *au-dessous du revêtement cartilag.,*
    descend en dehors jusqu'au lig. tibio-péronier,
arrière : suit *exactement les bords cartilagineux* des cavités glénoïdes,
    jusqu'à l'insertion tibiale des ligaments croisés, *découvrant toute*
    la surface rétro-spinale, extra-articulaire ;

CONSTITUTION : *complexe,* il faut l'étudier :

  avant :
    au-dessus de la rotule : f. fémoro-rotuliennes :
      décrivent courbe très étendue ; cul-de-sac sous-quadricipital, sur
      lequel prend insertion le m. sous-crural, tenseur de la synoviale
      du genou,
    au-dessous de la rotule : f. rotulo-méniscales, allant au *lig. jugal,*
    séparant la graisse sous-rotulienne en deux étages :
      supérieur : *paquet adipeux intra-articulaire* se pédiculisant
        pour former le lig. adipeux,
      inférieur : *paquet adipeux extra-articulaire* qui siège au
        plafond de la bourse séreuse inter-tibio-tendineuse,

  latéralement :
    en dehors :
      faisceaux semblant irradier de la tubérosité externe :
        horizontaux : allant au *b. ext. de la rotule :*
          constituant l'aileron rotulien exter., pour Dujarier,
        obliques : allant au *lig. jugal,*
        verticaux : deux couches :
          superficielle : *longue : fémoro-tibiale,*
          profonde : *courte : fém.-méniscale, ménisco-tibiale,*
    en dedans :
      faisc. irradiant de la tubérosité int. comme ci-dessus,
      faisc. nés du b. int. de la rotule, allant au lig. jugal,

  arrière :
    2 coques condyl. épaisses coiffent les *condyles :*
      interne : perforée,
      externe : sésamoïde,
    toutes deux renforcées par *l'adhérence des m. jumeaux* et, en dehors du chef
    inférieur, du m. plantaire grêle ;

ligaments :

  antérieur : tendon rotulien :
    CARACTÈRES : *long.* 5 à 6 cm., *largeur* 2 à 2 cm. 1/2, *épaisseur* 6 à 8 mm.,
    INSERTIONS :
      haut : pointe de la rotule,
        les fibres du quadriceps se continuent en avant de la *rotule* avec lui ;
        la rotule apparaît comme un véritable *sésamoïde,*
      bas : tubérosité antér. du tibia, partie *inférieure et externe,*
    RENFORCÉ par des fibres appartenant aux *trois* plans suivants :
      a) *plan du quadriceps :* formé par :
        m. droit antérieur : s'insérant à p. ant. de la base de la rotule,
          donnant des fibres descendantes plaquées sur la face antérieure
          de cet os, en continuité avec le tendon rotulien,
        m. vaste externe, abordant la rotule *à angle très aigu,* sur sa base,
          en arrière du droit antérieur, donnant une *expansion* faible qui
          va s'entrecroiser devant la rotule avec celle du
        m. vaste interne, dont les fibres charnues se poursuivent très bas
          et viennent s'insérer, non seulement sur la base de la rotule,
          sur le plateau du V. E., mais sur le bord interne de cet os,

presque à angle droit, donnant *expansion solide* qui unit tendon rotulien au lig. latéral interne, et, d'autre part, devant la rotule, forme avec son homologue l'*expansion quadricipitale* de Sappey, séparée de l'os revêtu des fibres du droit antérieur par bourse séreuse inconstante,

b) *ailerons rotuliens* :
étendus des bords latéraux de la rotule aux faces cutanées des condyles, en arrière de l'insertion des ligaments latéraux,
décrits par *certains auteurs* comme appartenant au *plan capsulaire* lui-même, ils sont masqués par les expansions des vastes ; pour *Dujarier*, seul l'*interne est extra-capsulaire,*

c) *plan fascia lata, couturier* (Farabeuf),
recouvre superficiellement et renforce tout ce surtout ligamenteux:
formé par :
    f. verticales du *tenseur* du fascia lata, s'insérant au tubercule de Gerdy et à la crête oblique,
    f. transversales : expansion du *m. couturier,*
    f. descendantes : expansion du *biceps,*
nous rappellerons qu'on désigne sous le nom d'*ailerons chirurgicaux* de la rotule l'ensemble des parties fibreuses qui l'entourent latéralement et dont la reconstitution importe au plus haut point au cours de toute intervention pour cerclage de la rotule ;

latéral interne :

CARACTÈRES : *bande fibreuse,* 10 à 12 cm. *de long,* 2 à 2 cm. 1/2 *de large,* dirigé *en bas et en avant* ;

INSERTIONS :
haut : *tubérosité interne du fémur et gouttière* qui la suit,
    recouvert par l'insertion de aileron rotul. int.,
bas : *face interne du tibia,* presque jusqu'à son bord interne,
    en arrière des muscles de la patte d'oie,
    on trouve là trois plans superposés, séparés par des bourses séreuses couturier ; droit interne et demi-tendineux ; ligament ;

CONSTITUTION : 3 ordres de fibres :
    f. superficielles : *fémoro-tibiales* : c'est le *lig. lat. int. long* (Heule),
    f. profondes : *fémoro-méniscales* : *lig. lat. int. court* (Heule),
    f. récurrentes : *tibio-tibiales* : formant *poulie de réflexion* au tendon réfléchi du demi-membraneux ;

RAPPORTS :
profondément : *capsule,* avec laquelle s'unit en arrière : *croissant ménisque,*
tendon réfléchi du demi-membraneux,
a. articulaire inférieure et interne, en allant de haut en bas,
superficiellement : recouvert par :
    plan fascia lata-couturier (ici couturier puis patte d'oie),
    expansion du vaste interne, qui :
      en haut : s'insère sur *tubérosité* du condyle,
      en bas : *ligne oblique* allant de la patte d'oie à tubérosité antér. du tibia ;

latéral externe :

CARACTÈRES : *cordon arrondi, long de* 5 à 6 cm., *épais de* 3 mm., dirigé *en bas et en arrière* ;

INSERTIONS :
haut : *tubérosité externe du fémur,*
bas : *tête du péroné,* à 1 cm. en avant de la styloïde,
    à l'intérieur du *croissant à concavité antéro-interne,* formé par insertion du *biceps,* dont la corne postérieure correspond à la styloïde péronière ; il en est séparé par une *bourse séreuse* ;

RAPPORTS :
> *profondément* : capsule, à laquelle il adhère *parfois* : *croisant*
> tendon du m. poplité,
> *ménisque externe,*
> *a. articulaire inférieure et externe,* qui se ramifie là,
> *lig. antérieur de l'artic. tibio-péronière sup.* (de h. en bas),
> *superficiellement,* recouvert par
> *plan fascia lata-couturier* : ici fascia lata s. tendon solide,
> *expansion du vaste externe* ;
> *insignifiante* par rapport à l'interne, parfois absente (Dujarier) ;

postérieur : plus complexe, constitué,
> PRINCIPALEMENT par :
> **coques fibreuses des condyles** : qui, pour Poirier, représentent les vrais
> ligaments postérieurs d'une articulation unique, trochléenne en avant,
> bi-condylienne en arrière,
> *externe* : intimement unie avec le *jumeau externe* dans sa moitié
> supérieure (sésamoïde), et avec le chef inférieur du m. *plan-*
> *taire grêle,*
> *interne* : recouverte par le jumeau interne, peu ou pas adhérent,
> séparé par la bourse comme au jumeau et au demi-mem-
> braneux, se prolongeant sous le jumeau, pouvant communiquer avec
> l'article par le trou de la coque (kystes synoviaux),
> renforcée également par le demi-membraneux. par son tendon
> direct, s'insérant en arrière du plateau tibial interne et surtout,
> comme nous le verrons, par son tendon récurrent,
> ACCESSOIREMENT par : renforcement ligamentaire, constituant
> **lig. postérieur proprement dit** de certains auteurs, *formé* :
> *lig. poplité oblique* : *tendon récurrent* du 1/2 membraneux,
> allant se jeter sur le condyle externe f. postérieure,
> *lig. poplité arqué* : constitué par des fibres d'origine :
> *péronières* : les unes sont :
> *a)* antérieures : insérées tête du péroné, derrière biceps :
> formant le lig. latéral ext. court de Bertin, ou mieux
> *lig. péronéo-sésamoïdien* (Dujarier),
> *b)* postérieures : obliques en haut et en dedans :
> f. superficielles : intriquées avec tendon récur. 1/2 m.,
> f. profondes : insérées sur aponévrose du m. poplité,
> *tibiales* : les autres : venant de la petite crête qui limite en haut
> les insertions du m. poplité :
> f. super. : unies aux f. péronières postérieures,
> forment avec elles un arceau,
> f. infér. : se perdant sur apon. du m. poplité,
> **tendon du muscle poplité** qui paraît pénétrer dans l'articulation par
> un orifice limité artificiellement :
> haut : par lig. poplité arqué,
> bas : lig. péronéo-tibial postérieur et supérieur ;
> cette description du lig. postérieur complexe est beaucoup plus simplement
> établie par *Farabeuf,* qui le considère comme formé par :
> a) *lig. poplité oblique,*
> b) *lig. en Y,* avec :
> *pédicule,* rétinacle : à insertion péronière,
> *deux branches* ; l'une externe : montant sur la coque condylienne externe,
> l'autre, *interne,* filant sous le lig. poplité oblique ;

ligaments croisés :
> forts, puissants,
> *ne peuvent être étudiés que par coupe du condyle interne en dedans*
> *d'eux, puis par désarticulation complète,*

extra-articulaires, bien que semblant intra-articulaires,
    séparés de la cavité articulaire par leur revêtement synovial,
  au nombre de *deux*, subissant un *double entrecroisement* en X :
    dans le sens transversal par le lig. P. I., dans sens antéro-
    postérieur pour lig. A. E.,
  se continuant pour former une *cloison sagittale* ; d'après Poirier,
    constituent les ligaments latéraux des deux articulations
    condyliennes ;

lig. **antérieur** : A. E., *il s'insère* :
  bas : *tibia* : entre
    avant de la corne antér. du ménisque externe, il reçoit un faisceau
      du frein méniscal (Farabeuf),
    arrière : corne antér. du ménisque interne,
  haut : arrière, dehors : *condyle externe du fémur*,
    fossette verticale de la face axiale de ce condyle la plus *reculée* ;

lig. **postérieur** : P. I., il s'insère :
  bas : *tibia,*
    arrière de corne du ménisque interne ; recevant un faisceau du
      ménisque externe ; en arrière de la surface rétro-spinale,
  haut, avant, dedans : *fémur* : 3 *faisceaux* :
    principal : *fossette horizontale*, la plus *avancée* du bord axial du
      condyle interne,
    accessoire : « qui ne croise pas » (Farabeuf) ; montant directement
      au *condyle interne*,
    accessoire postérieur : lig. de Wrisberg, allant contourner le plateau ti-
      bial pour s'insérer sur pourtour du cartilage semi-lunaire externe ;

paquet adipeux intra-articulaire :
  peut être étudié avec les lig. croisés, comme eux vestige de la
  cloison primitive,
  situé derrière les fibres rotulo-jugales :
  se pédiculise sous forme d'une lame verticale,
  cloison médiastine incomplète de Farabeuf,
  s'insérant à la partie supérieure de l'échancrure inter-condylienne, *constituant le*

lig. **adipeux** :

SYNOVIALE : suit la capsule, toutefois elle la quitte pour s'insérer au contact
  des revêtements cartilagineux,
  arrêtée comme la capsule sur les côtés de l'article par les ménisques, toutefois il n'y a qu'*une cavité synoviale unique,*
  nous les étudierons : ses

prolongements :
  avant :
    cul-de-sac sous-quadricipital,
    ligaments allaires, de Morris, *latéro-rotuliens,*
  latéralement :
    bourrelets annulaires sus et sous-méniscaux,
  arrière :
    procès synoviaux sus-condyliens,
    prolong. bourse comme jumeau int. et 1/2 membraneux,
    prolong. sous-poplité ;

rapports avec cartilages fertiles
  bas : sans rapport avec celui du *tibia,*
  haut : atteint en avant et en arrière celui du *fémur* : on comprend
  les conséquences possibles.

RAPPORTS :   l'étude précédente permet de comprendre que le genou est formé par *deux manchons* :

SUPERFICIEL : *tendino-ligamenteux*,

PROFOND : *capsulaire et synovial*,

cette disposition à deux manchons **que nous avons décrite en avant et latéralement** est troublée en arrière par l'adhérence des jumeaux aux coques condyliennes et par la présence des lig. croisés,

il nous reste donc à préciser seulement **les rapports de cette face posté-rieure de l'articul.**, qui constitue essentiellement *le plancher du creux poplité*, où descend :

a. **poplitée** : profonde, plaquée sur le lig. post.,
pouvant être lésée au cours de la résection du genou, à ce niveau, abandonnant ses 5 branches articulaires, ses 2 branches musculaires principales,

v. **poplitée** : unique ou double, recouvrant l'artère dont elle laisse libre le b. int.,

nerfs : beaucoup plus loin, surtout
branches muscul., sensit. et vasc. du S. P. I.,

ganglions : profond, retro-capsulaire, moyen vasculaire,
tous ces rapports seront précisés très complètement dans la **question a. poplitée ;**
nous rappellerons les rapports importants de l'article avec les **bourses séreuses** de voisinage :

en avant : *bourses superposées,*
sous-cutanée,
sous-aponévrotique : la plus importante (hygromas),
intra-ligamentaire,
inter-tibio-tendineuse : profonde, au contraire des précédentes,
latéralement :
en dehors : *b. séreuse bicipitale,*
en dedans : *les trois bourses de la patte d'oie,*
en arrière :
b. séreuse jumeau int., 1/2 membraneux, poplité.

VASCULARISATION :
cercle péri-articul. du genou : *g. anastomotique, a. articulaires, a. récur-rentes tibiales.*

INNERVATION :
n. articulaire postér., Cruveilhier (br. Sc. P. interne),
r. du sciatique poplité externe, du **crural** par le *n. saphène.*

PHYSIOLOGIE :
1° **flexion et extension** : mouvements essentiels :
liés au déplacement du tibia sur le fémur ou vice-versa simultanément parfois
autour d'un *axe* transversal passant par les tubérosités condyliennes :
de 130° env., s'accompagnant de :
légère rotation du fémur sur le tibia,
glissement des surfaces, disproportionnées entre elles,
entraînant des modifications du côté de :
rotule : accompagnant le *tibia* et répondant
à la *trochlée*, dans l'*extension*,
aux *condyles*, dans la *flexion*,
ménisques : *glissant*
d'avant en arrière dans la *flexion* au contraire, extension, coins calant l'extension
ligaments :
latéraux : limitent l'*extension*,
croisés : A. E. limite *flexion*, P. I. limite *extension* ;

2° **rotation** : *très faible* : limitée par les lig. croisés,

3° **inclinaison latérale** : *très faible*, seulement dans la demi-flexion.

Articulation Coxo-fémorale

DÉFINITION : *enarthrose* unissant l'*extrémité supérieure du fémur* et la *cavité cotyloïde de l'os iliaque.*

SURFACES ARTICULAIRES :

fémur : présente à considérer :

    TÊTE :

        forme : 2/3 *d'une sphère* ;

        fossette du lig. rond, à sa partie supérieure, un peu au-dessous et en
          arrière : présentant *deux portions* :

            supérieure : *d'insertion*,

            inférieure : *de frottement*, sur laquelle repose l'extrémité fémorale
              du lig. rond, quand les surfaces articulaires sont juxtaposées,

        limitée par ligne sineuse qui se *prolonge* sur les deux faces du col,

          f. antérieure : forme l'*empreinte iliaque* (Poirier),

        direction :

          haut,

          avant,

          dedans,

        dimensions :

          diamètre vertical, un peu plus grand (1 mm.) que le transverse ;

        revêtement cartilagineux : il est :

          maximum sur la tête à sa partie *supérieure*, s'arrêtant à son pourtour,
           se prolongeant sur l'empreinte iliaque,

          absent : fossette du lig. rond ;

    COL ANATOMIQUE :

    forme : *cylindrique* : *aplatie d'avant en arrière* : on lui décrit :

        f. antérieure : *concave transversalement* et limitée :

        en haut : par ligne sineuse limitant la tête, empiétant sur le col,
          formant l'empreinte iliaque de Poirier,

        en bas : ligne inter-trochantérienne antérieure,

        elle est **intra-capsulaire** dans toute son étendue,

        f. postérieure : *concave transversal, convexe de haut en bas,*
          marquée parfois par le sillon du tendon m. obturateur ext.,

        elle est limitée comme la face antérieure :

        en haut : ligne sinueuse de la tête,

        en bas : ligne inter-trochantérienne postérieure,

        elle est **intra-capsulaire** dans sa partie supérieure, extra-capsulaire dans
         sa p. inférieure, (d'où la possibilité de fractures mixtes du col fémoral),
         intra en **avant**, **extra-capsulaire** en arrière,

b. supérieur : large, épais, concave transversalement,

b. inférieur : courbe, mourrant sur le petit trochanter,

 formant avec le b. infér. de la tête, et le bord inférieur du cotyle, un plein cintre, très net sur une radiographie de hanche normale ; sa déformation traduit toujours une altération pathologique de l'article,

extrémité supér. : répond à la tête,

extrémité inférieure : au *massif trochantérien*, constitué par :

 le *grand trochanter*, sur l'angle saillant du col anatomique et de la diaphyse,

 le *petit trochanter*, dans l'angle rentrant ; en effet :

direction : le col anatomique fait avec la diaphyse :

 angle d'inclinaison de 130° *en moy.* (127°, Picqué),

 angle de déclinaison de 120° *en moy.* (Delbet) ;

os iliaque : *la cavité de réception de la tête est constituée par :*

CAVITÉ COTYLOÏDE :

forme : présente à considérer 2 *portions* :

 p. périphérique :

 croissant articulaire : ouvert en bas et en avant,

  forme de fer à cheval, avec 2 *cornes saillantes* limitant l'*échancrure ischio-pubienne* : le croissant est limité par :

 sourcil cotyloïdien,

  plus haut, à la partie supérieure : sert d'appui à la tête fémorale dans la station debout : siège de l'ulcération compressive dans la coxo-tuberculose,

  présente 3 *échancrures*, à l'union des 3 os constitutifs de os iliaque :
  antérieure : ilio-pubienne, peu marquée,
  postérieure : ilio-ischiatique, peu marquée,
  inférieure : ischio-pubienne, très profonde,

 p. centrale : arrière-fond :

  point de soudure des trois pièces de l'os iliaque et d'un os complémentaire, os cotyloïdien (Rambaud),
  loge iliaque du ligament rond, **non articulaire**,
  dépression de 4 mm. se prolongeant entre les cornes articulaires, vers le trou ovale,
  occupé par une masse graisseuse rougeâtre, présentant d'autre part nombreux orifices vasculaires,
  lieu d'élection de la *coxalgie acétabulaire*,

direction : s'oppose à celle de la tête fémorale,

dimensions : à peine une *demi-sphère*, donc insuffisante,

revêtement cartilagineux :

 n'existe que sur le croissant articulaire et f. int. du bourrelet,
 maximum à la partie supérieure du croissant,
 présente des étranglements à l'union des divers os,
 absent dans l'arrière-cavité ;

BOURRELET : agrandit la cavité cotyloïde insuffisante,
  forme : prismatique, triangulaire à la coupe, il présente :
    base : adhérente au sourcil cotyloïdien,
      peut en être isolée partiellement au niveau des petites dépressions ilio-
        pubienne, ilio-ischiatique ; parfois dans toute la moitié supérieure du
        sourcil,
      passe en pont au niveau de l'échancrure ischio-pubienne :
      qu'il transforme en trou par lequel passe de la graisse et une
        branche de l'artère obturatrice,
      constitue là le LIG. TRANSVERSE DE L'ACÉTABULUM, qui se fixe
        par de larges trousseaux fibreux immédiatement en dehors des
        cornes limitant le trou ischio-pubien,
    f. interne : concave, plaquée sur la tête fémorale,
      se continuant avec le croissant articulaire, sur lequel elle peut
        empiéter, atteignant parfois le bord de l'arrière-fond,
    f. externe : donnant insertion à la capsule,
    bord libre : tranchant, circulaire, épousant le col fémoral à sa jonction
        avec la tête,
      plus élevé en haut et en arrière que sur le reste,
      forme un moyen d'union puissant des surfaces articulaires,
  constitution : deux ordres de fibres :
    f. circulaires,
    f. obliques : à insertion sur le sourcil cotyloïdien.

MOYENS D'UNION : constitués par :
  capsule :
    FORME : *tronc de cône à base cotyloïdienne, à sommet fémoral,*
      courte, forte, épaisse : tordue dans l'extension,
      relâchée dans la flexion qui lui donne sa plus grande capacité (attitude
        pathologique constante au cours de toute arthrite),
    INSERTIONS :
    OS ILIAQUE : elle s'insère à la fois sur :
      face externe du bourrelet cotyloïdien, laissant libre d'insertion son bord
        tranchant, sauf au niveau de l'échancrure ischio-pubienne,
      face externe du sourcil cotyloïdien : s'insérant sur une large surface,
        avec des fibres superficielles prenant sur le périoste voisin des inser-
        tions supplémentaires,
      dédoublée pour le passage du tendon réfléchi du droit antérieur de
        la cuisse en haut, ce tendon abandonnant par son bord inférieur
        des fibres de renforcement à la capsule ;
    FÉMUR : il faut considérer successivement les *fibres :*
      superficielles : s'insérant *loin du revêtement cartilagineux,*
      avant : ligne inter-trochantérienne antérieure,
        de l'angle antéro-sup. du gr. trochanter à la fossette pré-trochan-
        tinienne (Poirier),
      bas : se recourbe au-dessus du petit trochanter :
        « les insertions sont de moins en moins fortes à mesure qu'on
        s'éloigne en arrière » (Dujarier),

arrière : à 1 cm. au-dessus de la ligne inter-trochantérienne post.,

Poirier : *insertion constante,*

Dujarier : *capsule glisse sur le col sans s'y insérer :*

formant une arcade fibreuse à bords nets, doublée par un bourrelet de la synoviale, fixée par quelques fibres rares et faibles de la capsule, s'insérant sur le col,

dirigée en haut et en dehors, découvrant une **portion extracapsulaire** de la *face postérieure du col* où glisse le *tendon du m. obturateur externe,*

haut : adhère au col immédiatement *en dedans des muscles pelvi-trochantériens,* rejoignant sa forte insertion de l'angle antéro-supérieur du g. trochanter,

profondes : remontant *jusqu'à la limite du revêtement cartilagineux* de la tête ; plaquées sur le col, surtout au niveau de ses deux bords : soulevant la synoviale, formant des replis, dont le *repli foveal d'Amantini* est le plus important,

CONSTITUTION : *deux ordres de fibres :*

superficielles : faisceaux de renforcement, longitudinaux,

profondes : faisc. d'union, obliques : fibres annulaires,

nous les étudierons successivement ;

ligaments : on peut individualiser des faisceaux :

superficiels : *détachés des trois parties de l'os iliaque :* formant :

LIG. ILIO-FÉMORAL (lig. en Y, lig. de Bertin, lig. de Bigelow) :

le plus puissant ; règle la physio-pathologie de l'article,

c'est le *ligament antérieur* de l'article,

large éventail, à *sommet* sur l'*épine iliaque antérieure et inférieure,* à *base* fixée sur la *ligne inter-trochantérienne antérieure,*

dans lequel on peut individualiser *deux faisceaux nets,* entre lesquels la capsule n'est guère constituée que par des fibres profondes,

f. supérieur : ilio-pré-trochantérien, sus-cervical :

horizontal, épais de 1 cm., court, le plus puissant,

inséré :

haut :

au-dessous et un peu en arrière de l'épine il. ant. et infér.,

au-dessus et au-dessous de la gouttière où glisse le tendon réfléchi du m. droit antérieur,

dehors :

tubercule pré-trochantérien, de l'angle antéro-sup. du grand trochanter,

f. inférieur : ilio-pré-fémoral, sous-cervical :

vertical, épais de 1/2 cm., plus long que le précédent,

inséré :

haut :

à l'épine iliaque antéro-inférieure.

bas :

> *tubercule pré-trochantinien*, séparé du petit trochanter par la
> fossette pré-trochantinienne ;

en réalité, ces *deux faisceaux font corps* avec la capsule dont ils ne sont pas
distincts ; la dissection ne peut jamais leur donner l'aspect lisse, res-
plendissant et nacré ;

LIG. PUBO-FÉMORAL :

> *lig. inférieur* de l'articulation,
>
> beaucoup *plus faible* que le précédent, peu résistant,
>
> se voit seulement lorsque le fémur est en abduction,
>
> de son insertion supérieure, se porte en bas, en dehors et légè-
> rement en arrière, contournant le col,

inséré :

> haut :
>
>> *portion pubienne du sourcil cotyloïdien,*
>>
>> *éminence ilio-pectinée,*
>>
>> *bord antérieur de la branche horizontale du pubis,* jusqu'à l'épine
>> pubienne parfois,
>>
>> séparé de l'insertion du pectiné par toute la surface pectinéale,
>>
> bas : *fosselle pré-trochantinienne* (portion antér.),
>
> forme avec le faisc. vertical du lig. de Bertin un V à sommet inférieur
> avec les deux faisceaux de ce même lig. de Bertin un N (Welcker) ;

LIG. ISCHIO-FÉMORAL :

> *lig. postérieur,* décomposable en plusieurs faisc.,
>
> moins bien individualisé que les précédents,
>
> avec *Farabeuf,* on peut décrire :

f. ischio-sus-cervicales : les plus importantes de toutes,

> triangulaire dans son ensemble,
>
> cravatant en bretelle le b. supér. du col,

inséré :

> arr. : *au-dessus de la tubérosité de l'ischion* (f. ext).
>
> avant : *angle antéro-supérieur du g. trochanter,* immédiatement
> en avant de l'insertion des muscles obturateurs interne et
> jumeaux,

f. ischio-sous-cervical, peu développées,

> se perdent immédiatement dans la *capsule,*

f. ischio-zonulaire :

inséré :

> arr. : *tubérosité de l'ischion* (f. ext).
>
> avant : *dans la capsule,* se continuant avec f. zonulaire, les ren-
> forçant,
>
> entre ces trois lig., la capsule amincie montre ses f. circulaires que nous
> allons maintenant étudier ;

profonds : renforcent la capsule dans l'intervalle des lig.,

> f. annulaires de la capsule, surtout marqués à sa partie postérieure,
> où le bord inférieur de cette couche orbiculaire devient nettement
> visible ; parfois assez forte pour marquer son empreinte sur l'os
> frais,

se composant de plusieurs faisceaux :

F. SANS INSERTION OSSEUSE : *f. annulaires propres*,

F. AVEC INSERTION OSSEUSE :

insérés au-dessous du lig. de Bertin, sur le sourcil et le bourrelet cotyloïdien, forme véritable *ligament en fronde* (Welcker), avec deux faisceaux :

antérieur : contournant le col d'avant en arrière,

postérieur : contournant le col d'arrière en avant,

s'unissant avec le précédent à son bord inférieur ;

ligament rond :

FORME : plus *triangulaire* que rond : présente à considérer :

deux faces :

externe : recouvrant la tête fémorale,

interne : reposant sur l'arrière-fond,

deux extrémités d'insertion :

INSÉRÉ :

haut : partie *antéro-supér. de fossette fémorale de la tête*,

de là, se dirige en bas et en avant, s'enroulant autour de la tête, vers l'échancrure ischio-pubienne,

bas : cavité cotyloïde, en se *trifurquant* :

branche supérieure : *pubienne* : corne supérieure en dehors du cartilage,

branche inférieure : *ischienne* : très forte,

se réfléchit sur l'échancrure séparant la corne inférieure de l'arrière-fond,

s'insérant, en dehors de l'articulation, à la face externe de l'ischion,

br. moyenne : se fixant sur le *ligament transverse*,

accessoirement, quelques fibres se détachent de cette insertion, allant se fixer au pourtour de l'arrière-fond, le *matelassant* et transformant en quelque sorte la cavité cotyloïde en glène ;

CARACTÈRES :

origine : vestige du *muscle pubo-fémoral*, dont il représente l'invagination tendineuse,

constitution : identique à celle des *ligaments articulaires*,

rôle : on a voulu le considérer comme :

ligament : ce n'en est pas un en réalité,

porte-vaisseau : a. du lig. rond : en réalité, c'est surtout

vestige du m. pubo-fémoral invaginé : on comprend donc qu'il soit entouré d'une gaine synoviale complète dans sa partie inférieure,

SYNOVIALE :

double partout la capsule, présentant un certain nombre de formations :

CARACTÈRES :

replis synoviaux : dus aux fibres profondes récurrentes de la capsule qui nous avons déjà mentionnées, et en particulier

repli pectinéo-fovéal d'Avantini,
fente du ligament rond,
prolongements :
   antérieur : entre lig. de Bertin et lig. pubo-fémoral,
      communicant secondairement avec la bourse du psoas,
   postérieur : bourrelet semi-annulaire,
      débordant la zone orbiculaire à la f. postér. du col,
   supérieurs :
      dans l'échancrure ischio-pubienne,
      entre le bourrelet et les dépressions du sourcil cotyloïdien,
         pouvant être le point de départ de kystes synoviaux péri-
         articulaires ;
RAPPORTS AVEC LES CARTILAGES FERTILES de voisinage :
   diaphyso-épiphysaire du fémur :
      la réflection de la synoviale se fait à son niveau,
      les décollements, ostéomyélite ne sont *pas fatalement* intra-articu-
         laires,
   en Y : intra-articulaire, en rapport *intime.*

RAPPORTS : l'articulation est recouverte :
   en avant et en dedans par :
      PECTINÉ,
      PSOAS ILIAQUE : s'insérant en coiffant le petit trochanter,
         entre les deux muscles, la *gouttière fémorale vasculaire,*
         a. fémorale sur le bord interne du psoas, devant la tête,
            elle peut y être comprimée,
            elle abandonne l'*a. fémorale profonde,* d'où naît l'
               a. circonflexe postérieure, passant en psoas et pectiné, cravatant
               l'articulation en arrière, donnant *arcade sus et rétro-cervicale*
               (Farabeuf).
      DROIT ANTÉRIEUR : contracté par son insertion sup. rapports :
      tendon direct : au-dessus du lig. de Bertin, sur l'épine iliaque anté-
         rieure et infér. : peu d'insertions sur lui,
      tendon réfléchi : nous l'avons déjà mentionné,
      tendon récurrent : (Dujarier), va en bas et en dehors : donnant :
         f. supérieures,
            superficielles : se tissent dans la capsule, allant s'insérer à
               l'angle antéro-supérieur du grand trochanter,
            profondes : à la face postérieure du petit fessier,
         f. *inférieures :* se continuant avec des f. du vaste externe ;
   en arrière et en dehors : on trouve de la superficie à la profondeur :
      M. FESSIERS :
      grand fessier : sans rapport direct,
      moyen fessier : n'abandonnant pas de f. à la capsule,
      petit fessier : se tissant sur la capsule à sa partie inférieure,
      M. PELVI-TROCHANTÉRIENS :
      obturateur externe : allant à la cavité digitale,

obturateur interne et jumeaux, au-dessus du précédent, sur le bord
supérieur du grand trochanter,

pyramidal : s'accole à la capsule ; pour ouvrir l'articulation, on
passe entre lui et le moyen fessier, la cuisse étant en flexion à 45°,

carré crural : bord postérieur du grand trochanter, matelassant la
gouttière ischio-trochantérienne où descend le tronc du *grand
nerf sciatique* accompagné de la br. infér. de l'artère ischiatique,

BOURSES SÉREUSES : autour de l'articulation, on trouve les principales bourses
suivantes :

b. du psoas : entre le muscle et l'articulation,
en forme de gourde, avec deux étranglements résultant de la
fusion des trois bourses primitives,

b. du moyen fessier, petit fessier et pyramidal, entre chacun de ces
muscles et la portion qui leur est voisine du grand trochanter,

b. obturateur ext. et du pyramidal, entre chacun de ces muscles
et la capsule, près de leurs insertions,

peuvent être le point de départ de la péri-arthrite coxo-fémorale de Duplay.

VASCULARISATION : assurée par le **cercle péri-fémoral supérieur** (*voir a. fémorale*)

INNERVATION :

f. *antérieur* : br. du *crural* et du *n. obturateur*,

f. *postérieur* : rameaux du *sciatique* ou du nerf du *carré crural*.

PHYSIOLOGIE :

l'articulation de la hanche est une articulation en genouillère dont le
fémur est la manivelle,

le contact des surfaces articulaires est assuré avant tout par le vide articulaire et
la pression atmosphérique,

le bourrelet joue le rôle important d'une soupape circulaire empêchant la pénétration de l'air ; sur les pièces anatomiques, tous les ligaments sectionnés, il suffit à
assurer le contact ;

elle présente à étudier les mouvements de :

FLEXION : considérable,

EXTENSION : très limitée par torsion de la capsule et par f. verticale
du ligament de Bertin,

ABDUCTION : limitée par ligament pubo-fémoral,

ADDUCTION : faible ; limitée par l. horizontal du lig. de Bertin et le
lig. rond,

ROTATION : à rechercher dans la flexion

externe : limitée par l. horizontal du lig. de Bertin,

interne : elle est limitée par :

f. inf. du lig. de Bertin dans l'extension,

lig. ischio-fémoral et tendon obt. ext., dans flexion,

CIRCUMDUCTION :

VOIES D'ABORD : 3 voies :

postérieure : de choix ; arthrotomie, résection,

externe : procédé en tabatière d'Ollier,

antérieure : moins commode.

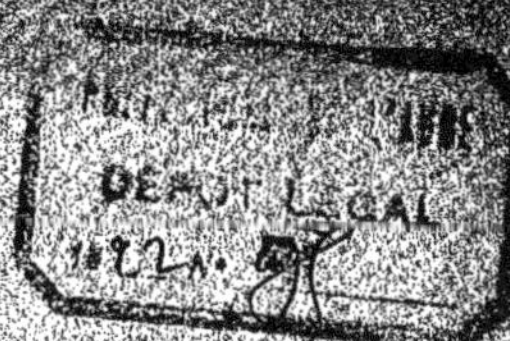

Artères Sous-Clavières (tronc)

EMBRYOLOGIE : différente à droite et à gauche :

1° DROITE : la sous-clavière naît aux dépens du 4e *arc aortique droit* homologue, de la portion horizontale de la crosse aortique, ce qui explique les rapports qu'elle contractera avec le nerf récurrent droit,

2° GAUCHE : l'artère *ne dérive pas des arcs aortiques*, naît directement de la crosse,

GÉNÉRALITÉS :

ORIGINE :

    droite : du tronc *brachio-céphalique*, au niveau de l'*articulation sterno-claviculaire*,

    gauche : crosse aorte, derrière la carotide primitive gauche,

DIRECTION :

    droite :

        antérieure, contre le sterno-cléido-mastoïdien,

        presque horizontale (Sébileau), avec *trois segments* :

        interne : légèrement oblique en haut et en dehors,

        moyen : sur la 1re côte : presque horizontal,

        externe : oblique en bas et en dehors,

    gauche :

        profonde, contre la colonne vertébrale,

        décrit une véritable crosse, presque verticale dans sa première portion,

TERMINAISON :

    identique des deux côtés : 1 cm. en dedans du milieu du bord postérieur de la *clavicule* : fente limitée par : clavicule et sous-clav.,

                    1re côte et digit. supérieure du grand dentelé,

                    bord supér. omoplate,

TRAJET : on peut leur décrire :

    droite : 3 portions :

        pré-scalénique (intra-scalénique de certains auteurs),

        inter-scalénique,

        post-scalénique :

    au lieu d'envisager l'artère par rapport au rideau des scalènes, on peut tenir compte d'un repère beaucoup plus fixe, la 1re côte, et décrire les trois portions sous-costale, sus-costale et pré-costale ;

    gauche :

        aux trois segments précédents *s'ajoute*

        portion thoracique : longue de 2 cm. environ,

LONGUEUR :

    droite : plus courte que :

    gauche : ayant 2 cm. de plus au moins qu'elle,

CALIBRE : 25 à 20 *mm.*, un peu plus grand à droite,
présente un *rétrécissement sur la* 1re *côte* : isthme (Stahel).

RAPPORTS : *il faut envisager successivement les deux artères dr. et gauche* :

I. A. SOUS-CLAVIÈRE DROITE :

1º portion pré-scalénique :

dans cette partie de son trajet, l'artère passe en réalité dans la *partie basse de la gouttière carotidienne* qu'elle occupe avec l'origine de la carotide primitive qui va monter, se rapprochant de la paroi interne, sagittale et viscérale du dièdre carotidien, tandis que la sous-clavière se dirige en dehors, *vers la paroi externe, frontale et musculaire de la gouttière,*
il faut envisager les rapports de l'artère à ce niveau

a) EN AVANT : elle est recouverte de la superficie à la profondeur :

plan de couverture de la gouttière carotidienne constitué par :

PEAU, *tissu cellulaire sous-cutané,* PEAUCIER,

APONÉVROSE CERVICALE SUPERFICIELLE :
se dédoublant pour engainer le sterno-mastoïdien (classiques),
passant devant lui sans l'engainer (Cunéo),

TENDONS DES MUSCLES STERNO-CLÉIDO-MASTOIDIENS, s'insérant sur la ceinture scapulaire :
en dehors : 2 chefs claviculaires,
en dedans : 2 chefs sternaux,
entre ces deux chefs clavicul. et sternaux, un espace, recouvert seulement par l'aponévrose superficielle, qui correspond profondément au trajet du nerf phrénique (point douloureux de la névralgie phrénique).

PROLONGEMENT LATÉRAL DE L'ESPACE SUS-STERNAL *(bourse de Grüber)*, s'insinuant derrière le chef claviculaire du sterno-cléido-mastoïdien, s'arrêtant à son bord externe,

APONÉVROSE CERVICALE MOYENNE :
engainant entre ses deux feuillets, pré-musculaire et musculaire les *muscles sous-hyoïdiens, superficiels, omo-hyoïdien et sterno-cléido-hyoïdiens* (les seuls qui nous intéressent ici), et profonds ;
s'arrêtant latéralement, du moins pour la majorité des auteurs, sur l'omo-hyoïdien, en haut sur l'os hyoïde, en bas sur clavicule, 1re côte et sternum,
pour **Cunéo**, cette aponévrose masque les muscles sous-hyoïdiens, mais ne les engaine pas ;

plan veineux : formé par :

V. SOUS-CLAVIÈRE :
formant la *corde de l'arc artériel* ; *cachée par la clavicule* ; *sous-jacente et antérieure* ; entourée par n. sous-clavier,
constitue, en s'unissant avec la veine jugulaire interne,
derrière le 1er *cartilage costal droit,* l'origine du tronc veineux brachio-céphalique,
c'est le *confluent de Pirogoff,* ou *pressoir rétro-claviculaire* (Sébileau), *recevant* outre

V. JUGULAIRE INTERNE :

V. JUGULAIRE EXTERNE :
passe à travers l'aponévrose superficielle, derrière le muscle sterno-cléido-mastoïdien (repli de Dittel); rétro-claviculaire, *longeant la veine sous-clavière sur 2 ou 3 centimètres*, avant de se jeter près du confluent jugulo-sous-clavier ;

V. JUGULAIRE ANTÉRIEURE,
devenue intra, puis sous-aponévrotique,
croisant la jugulaire interne,
se terminant par un tronc commun avec la v. jugul. ext.,
parfois la croisant pour se terminer en dehors d'elle ;

V. JUGULAIRE POSTÉRIEURE : *sous-artérielle*, se jetant dans :

V. VERTÉBRALE, *sus-artérielle*, aboutissant avec elle, par un tronc commun le plus souvent, au bord supérieur de la veine sous-clavière,

GRANDE VEINE LYMPHATIQUE : dans l'angle dièdre jugulo-sous-clavier,

plan nerveux : constitué *de dedans en dehors* par :

N. PNEUMOGASTRIQUE :
croisant *l'origine de la sous-clavière*, dans l'angle carotido-sous-clavier, recouvert par la v. jugul. int.,
descend ensuite au bord externe du tronc artériel brachio-céphalique après avoir abandonné *devant* l'artère le :

N. RÉCURRENT DROIT, qui la sous-croise et passe en arrière d'elle.
entre lui et l'artère glissent souvent les *nerfs cardiaques inférieurs du sympathique* droit ;
de son anse se détachent les *n. cardiaques moyens* du pneumogastrique ;

ANSE DE VIEUSSENS, du *sympathique cervical*,
croisant l'artère *contre l'origine de l'a. vertébrale*,
détaché du cordon sympathique vers la 6e cervicale,
passe devant l'artère, puis dessous, puis en arrière,
rejoignant la *corne externe du ganglion* de Neubauer ;

N. PHRÉNIQUE :
descend sur le *bord interne du scalène antérieur*,
croisant la face profonde des artères cervicales ascend. et transverse, de la scapulaire supérieure, rétro-claviculaire,
glissant entre l'artère et la veine, immédiatement en dehors de la naissance du tronc thyro-bicervico-scapulaire,
anastomose là avec le *nerf du sous-clavier*,
abandonne des *rameaux sous-artériels* allant au ganglion de Neubauer,
atteint l'origine de l'artère mammaire interne, qui glisse en arrière, puis en dehors de lui, devant et en dedans de lui un peu plus bas,
le nerf descend là entre l'artère en dedans, sa veine principale en dehors,

b) EN BAS : l'artère est en rapport avec le DOME PLEURAL recouvrant le *sommet du poumon* ; il faut étudier :

constitution du dôme et appareil suspenseur de la plèvre :
débordant la 1re côte de 2 à 3 cm., présentant :
deux versants : antérieur et postérieur,

maintenu par :

bandelette vertébro-pleurale :

née *de face antérieure des corps vertébraux* VI, VII cerv.,
I, II dorsales et de l'aponévrose prévertébrale,

s'insérant à la partie interne du dôme pleural, *sous l'artère*
en général ; si très développé, passe au-dessus d'elle et la re-
pousse vers la fosse sus-rétropleurale,

ligament transverso-pleural,

souvent véritable petit muscle « gros comme un lombrical de la
main » (Sébileau), continuant la série des scalènes,

né de *apophyse transverse, tubercule antér.*, VII C.,

s'éparpille, *sous l'artère*, sur le *sommet du dôme*,

parfois s'attache sur la 1re côte même, derrière le tubercule de
Lisfranc (muscle petit scalène),

ligaments costo-pleuraux : au nombre de deux :

a) *interne* :

du *col de la première côte*, en avant et en dehors ; se bifurque en deux branches ;

branche *interne* : allant se perdre sur le *sommet du dôme pleural*,
branche *externe* : rejoignant le lig. costo-pleural externe,

b) *externe* : venant de *partie moyenne* 1re *côte*,

se jetant sur le *dôme* et la branche externe du ligament
précédent,

rapports avec l'artère varient avec disposition de appareil ligament :

au-dessus du dôme pleural, si :

dôme *peu saillant*, appareil *ligamenteux en corde* (Sébileau),
qui fait chevalet pour écarter de lui l'artère,

sur son versant antérieur (cas habituel), si :

dôme *saillant*, appareil *ligamenteux étalé* (Sébileau),

dans ce cas, l'artère, entourée d'un lacis de petites veines, qui vont à
la veine vertébrale, *adhère entièrement* à la plèvre, d'où danger d'ouverture de celle-ci au cours des manœuvres opératoires sur la région ;

toutefois, un certain nombre d'organes glissent *entre le bord de
l'artère et le dôme pleural*, ce sont : en allant de dedans en dehors :

RÉCURRENT DROIT,

ANSE DE VIEUSSENS,

V. JUGULAIRE POSTÉRIEURE DE WALTHER,

ANSE DU PHRÉNIQUE (rameaux allant au gg. Neub.)

rappelons, d'autre part, que l'artère abandonne, par sa face antérieure, l'a. *mammaire interne* qui, en contournant le nerf phrénique,
se rapproche elle aussi du dôme pleural ;

c) EN ARRIÈRE :

FOSSE SUS-RÉTRO-PLEURALE (Sébileau),

limitée par :

en avant : le *versant postérieur* du dôme pleural,
en arrière : *col et tête de la* 1re *côte*,
en dedans : ligament *vertébro-pleural*,
en dehors : ligament *transverso-pleural*,

contenant : le GANGLION DE NEUBAUER :
concave en avant, appliqué sur l'artère, recevant par :
corne supérieure : cordon sympathique cervical,
corne inféro-interne : cordon sympathique dorsal,
corne inféro-externe : anse de Vincessens,
bord inférieur : rameaux du phrénique et rami-communicantes des
dernières racines cervicales et 1re dorsale,

traversé par :

NERFS :

RÉCURRENT : qui, croisant l'artère en arrière, monte oblique
en haut, en dedans et un peu en avant vers le pôle inférieur du lobe thyroïdien,
RACINE RACHIDIENNE DU PLEXUS BRACHIAL :
1re *dorsale : sous-costale* à ce niveau,
VIIIe *cervicale : sus-costale,*
VIIe *cervicale : plus au-dessus :*
ces trois troncs, *rétro-artériels* à leur origine, s'engageant dans
la fente inter-scalénique, conserveront leur situation par rapport
à l'artère jusque sous la clavicule ;
ARTÈRES : TRONC CERVICO-INTERCOSTAL : né un peu en dehors,
se dirige en haut et en dedans, se divise contre
le ligament transverso-pleural en :
INTERCOSTALE SUPÉRIEURE : glissant *entre* 1er *nerf dorsal*
et dôme pleural,
CERVICALE PROFONDE : *croise le* 1er *n. dorsal,* puis plonge
entre VIIIe *cervical et* 1er *dorsal* dans les muscles de la nuque,

d) EN HAUT : *l'artère abandonne, de dedans en dehors :*

A. VERTÉBRALE :
montant devant les organes de la fosse sus-rétro-pleurale,
dirigée en haut et en arrière, passe devant le 7e trou inter-transversaire
bouché, pénétrant dans le 6e,
accompagnée par :
V. VERTÉBRALE : plexus souvent : en avant et en dehors,
N. DE FRANÇOIS FRANCK ;

TRONC CERVICO-INTERCOSTAL ;

TRONC THYRO-BICERVICO-SCAPULAIRE, dont la branche
a. *thyroïdienne inférieure* monte *comme le récurrent,*
passe devant la 6e apophyse transverse, en avant de l'artère vertébrale,
derrière la carotide primitive, dans l'anse de Drobnick, faisant sa
crosse qui la ramène horizontalement vers le récurrent, le plus souvent
en dedans d'elle, à droite, au pôle inférieur du lobe latéral du corps
thyroïde ;

e) EN DEDANS, *l'artère s'écarte de la paroi interne de la gouttière caroti-*
dienne, du paquet vasculaire et nerveux carotidien,

f) EN DEHORS : elle *s'approche du rideau des scalènes* qui limite en bas,
rappelons-le, la gouttière carotidienne inférieure ;

2° portion inter-scalénique : l'artère est en rapport :

a) EN AVANT :

TENDON DU M. SCALÈNE ANTÉRIEUR,
s'insérant sur la face postérieure et externe du tubercule de L'Aslé[illegible]

séparant l'artère sous-clavière de :

VEINE SOUS-CLAVIÈRE, qui passe en avant de lui, se *plaquant contre la clavicule*, recevant une expansion de la gaine du sous-clavier et de l'aponévrose moyenne (béance) ;

A. SCAPULAIRE SUPÉRIEURE, rétro-claviculaire (Farabeuf).

b) EN BAS :

GOUTTIÈRE SUR LA FACE SUPÉRIEURE DE LA 1re CÔTE,
l'artère étant en dehors et immédiatement en arrière du tubercule de Lisfranc, c'est sur la côte qu'il faut dénuder et charger l'artère de dehors en dedans.

c) EN ARRIÈRE :

TRONCS PRIMAIRE, INFÉRIEUR ET MOYEN DU PLEXUS BRACHIAL,
LE TRONC SUPÉRIEUR étant *au-dessus et en dehors* de l'artère ;
dans son ensemble, le plexus forme à l'artère une demi-gouttière qui embrasse son bord externe et sa face postérieure ;

SCALÈNE MOYEN ET POSTÉRIEUR,
le moyen prenant insertion sur la 1re côte, face supérieure en arrière de l'artère, le postérieur descendant jusque sur les 2e et 3e côtes au contact des digitations du grand dentelé.

d) EN HAUT :

A. SCAPULAIRE POSTÉRIEURE, naît du tronc de l'artère, monte en haut et en dehors, passe entre tronc primaire supérieur et moyen du plexus brachial, pour se rendre vers l'omoplate (bord spinal), en contournant les scalènes moyen et postérieur ;

3° portion post-scalénique :

c'est la *région de ligature* habituelle du tronc de l'artère sous-clavière, car, comme le dit Farabeuf, elle est devenue *accessible* et elle est *dépourvue de branches collatérales*, qu'elle a toutes abandonnées avant.

elle traverse là, la partie inférieure du creux sus-claviculaire, restant dans le triangle omo-claviculaire, circonscrit par le bord post. du sterno, l'omo-hyoïdien, la clavicule ;

nous l'étudierons par voie de ligature :

un billot placé sous l'épaule opposée du sujet, on abaisse le moignon de l'épaule sur lequel on opère, en bas et en avant, pour effacer le creux ; on trace une incision de 8 cm., parallèle à la clavicule, à un centimètre au-dessus d'elle, ayant son milieu à 1 cm. en dedans du milieu de la clavicule ; on tâche de faire saillir la veine jugulaire externe ; on rencontre

a) EN AVANT :

PEAU, *tissu cellulaire sous-cutané*,
PEAUCIER, *branche sus-claviculaire du plexus cervical superficiel*,
APONÉVROSE CERVICALE SUPERFICIELLE, tendue entre les bords du trapèze et du sterno, qui, avec la clavicule en bas, limitent la *margelle du puits sus-clavier* (Sébileau) ;
V. JUGULAIRE EXTERNE, qui traverse l'aponévrose, se recourbant, recevant toutes ses collatérales par sa convexité : la rejeter en bas et en dehors,
APONÉVROSE CERVICALE MOYENNE, qu'il faut dilacérer à la sonde,
TISSU CELLULO-GANGLIONNAIRE ABONDANT, qu'il faut rejeter en haut,

b) EN DEDANS : on va chercher au doigt, ou mieux à la sonde :

TENDON DU SCALÈNE ANTÉRIEUR, tranchant, nacré ; on le suit et on atteint le tubercule de Lisfranc ; l'artère est immédiatement en arrière et en dehors de lui, à trois doigts de l'articulation sterno-claviculaire, dans l'intervalle dépressible des scalènes, dans l'angle costo-scalénique ;

VEINE SOUS-CLAVIÈRE, *séparé de l'artère par le tendon*,
cachée derrière la clavicule : ne jamais dénuder par là ; elle tend
à se placer un peu en avant de l'artère,
chaîne ganglionnaire, ganglion de Troisier,

c) EN DEHORS ET EN HAUT :

PLEXUS BRACHIAL, formant l'*écueil-repère* de Mignon,
tronc primaire inférieur, toujours *rétro-artériel*,
tronc primaire moyen et supérieur, *en dehors et un peu en avant d'elle*;
rappelons que la 5ᵉ et la 6ᵉ racine cervicale ne s'unissent qu'à 2 cm.
au-dessus de la clavicule, un peu en arrière du bord externe du sterno,
point d'Erb (lésions radiculaires supérieures),
disparaissent ensuite derrière la clavicule, plaqués contre elle,
un peu en dehors de son milieu ;

II. ARTÈRE SOUS-CLAVIÈRE GAUCHE : il faut envisager :

1º portion thoracique : 2 cm. : l'artère est en rapport :

a) EN AVANT :

CAROTIDE PRIMITIVE, montant sur la trachée en dedans d'elle,
croisée plus en avant par :
NERF PHRÉNIQUE : descendant dans thorax,
TRONC VEINEUX BRACHIO-CÉPHALIQUE gauche, coupant la
direction de l'artère sur un plan beaucoup plus ant.,

V. PNEUMOGASTRIQUE GAUCHE : plaquée sur la sous-clavière, puis
s'écartant pour passer sur la face antéro-interne de la crosse
aortique,

b) EN DEHORS :

PLÈVRE MÉDIASTINE, plaquée sur l'artère, recouvrant *poumon*,
entre aorte en bas, carotide en avant, sous-clavière en arrière, *fosse
pleurale sus-aortique* ;

c) EN DEDANS :

ŒSOPHAGE, l'artère monte contre son *bord gauche*,
RÉCURRENT, dans l'angle trachéo-œsophagien, avec sa *chaîne
ganglionnaire*,
n. cardiaque inférieur du sympathique cervical,

d) EN ARRIÈRE :

CANAL THORACIQUE, séparant l'artère de :
COLONNE VERTÉBRALE, tapissée par le *muscle long du cou*, descendant jusque sur la 2ᵉ dorsale,

2º portion cervicale :

les rapports sont différents de la sous-clavière droite, mais uniquement dans la *portion préscalénique*,
restent semblables dans les portions inter et post-scaléniques de son
trajet à celle de la sous-clavière droite ;
en effet, ici :

a) EN AVANT : l'artère est beaucoup *plus profonde et postérieure*,

plan veineux :

VEINE SOUS-CLAVIÈRE beaucoup *plus antérieure* que l'artère,
de plus, ne lui est pas parallèle, mais croise presque *perpen-
diculairement* sa direction (Sébileau),

plan nerveux : presque *parallèle* à l'artère et non plus nettement
perpendiculaire comme à droite,

N. PNEUMOGASTRIQUE : *situé en avant et en dedans* de l'artère,
n'abandonne pas de n. *récurrent*,

SYMPATHIQUE : *ne forme plus d'anse de Vieussens*,

N. PHRÉNIQUE : *avant et en dehors* de l'artère, *ne donne plus
d'anses sous-artérielles*,

b) EN BAS :

VERSANT POSTÉRIEUR DU DOME PLEURAL : l'artère passe souvent
sous le ligament vertébro-pleural, et traverse ainsi la *fosse sus-
rétro-pleurale*, contractant avec elle des rapports beaucoup plus
directs qu'à droite,

c) EN HAUT :

CANAL THORACIQUE :
situé d'abord derrière la sous-clavière,
décrit au-dessus d'elle une *crosse*, la surcroise en passant *entre* :
a. pneumogastrique et carotide *en dedans*,
vaisseaux vertébraux *en dehors*,
descendant dans l'angle de Pirogoff, recevant troncs cervical et
trachéal dans son trajet ou à son embouchure.

BRANCHES : nous rappellerons :

a. vertébrale,
tronc cervico-intercostal,
tronc thyro-bicervico-scapulaire,
a. mammaire interne,
a. scapulaire postérieure ;

nous avons indiqué les rapports importants qu'ils peuvent contracter
avec le tronc ; la question ainsi posée ne comporte pas leur étude plus
complète.

ANASTOMOSES : *importantes* : elles se font par :

tronc basilaire, avec CAROTIDES INTERNES *droite et gauche*,
a. thyroïdienne infér., avec CAROTIDE EXTERNE (thy. supér.),
a. intercostale supér. et la mammaire interne : avec :
A. INTERCOSTALES, DIAPHRAGMATIQUE, LOMBAIRES ⸭ br. de AORTE,
a. mammaire interne : branche externe : ÉPIGASTRIQUE,
cercle péri-scapulaire, avec A. AXILLAIRE.

LIGATURES : sont donc possibles, surtout pour portion post-scalénique, elles se font :

1º **en dehors des scalènes** : habituelle, décrite,

2º **entre les scalènes** : on se donne du jour en sectionnant en partie le
tendon du scalène antérieur ; se souvenir du nerf phrénique sur son
bord antérieur,

3º **en dedans des scalènes** : comme pour tronc brachio-céphal.
rappelons que toutes ces ligatures, surtout les deux dernières, sont
maintenant pratiquées par des *voies beaucoup plus larges* que celles em-
ployées en médecine opératoire, comportant ou non la *résection tempo-
raire d'une partie de la ceinture scapulaire*, clavicule ou manubrium, ou
les deux ensemble.

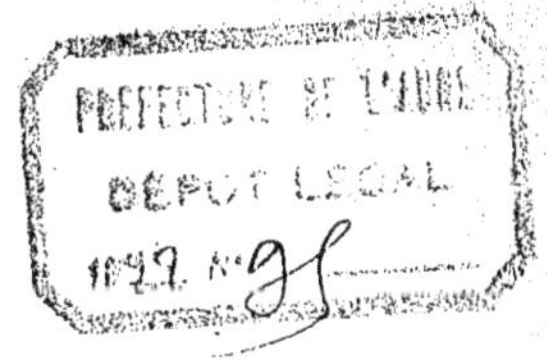

Artère fémorale

DÉFINITION : *artère principale du membre inférieur.*

EMBRYOLOGIE :

PRIMITIVEMENT : *l'axe vasculaire du membre inférieur et postérieur* est représenté par une branche de l'artère *ombilicale,*

SECONDAIREMENT : la fémorale se développe par *allongement de l'artère iliaque externe et rejoint l'axe vasculaire au-dessous de l'anneau du 3e adducteur,* il persiste à la *face postérieure* de la cuisse une *série d'anastomoses en T,* unissant l'artère ischiatique à l'artère poplitée par les circonflexes et les perforantes ; rappelant ainsi l'axe vasculaire primitif.

GÉNÉRALITÉS :

origine : *milieu de l'arcade crurale, ou un peu en dedans de lui (femme),*

direction : presque *verticale,* légèrement oblique en bas et en arrière, elle forme *avec* :

A. ILIAQUE EXTERNE : *léger coude oblique en bas et en dehors,*

FÉMUR : *angle aigu* ouvert en haut : par rapport à lui elle est :
en avant de la tête (point de compression, repère chirurgical),
en dedans de la diaphyse,
en arrière de l'extrémité inférieure :
dans l'ensemble, le fémur *contourne* l'artère,
indiquée par ligne joignant le *milieu de l'arcade crurale* au *bord postérieur* du condyle interne : cette ligne représente :
le lit de l'artère, *sa ligne de ligature ;*

terminaison : *anneau du 3e adducteur* : devient alors poplitée ;

forme : flexueuse dans son 1/3 supérieur si la cuisse est en flexion, rectiligne quand membre inférieur en extension ;

trajet :
elle parcourt la GOUTTIÈRE CRURALE : 3/4 supérieurs de la cuisse : formée :
en dehors : *quadriceps,*
en arrière : *adducteurs* (pectiné, moyen et grand adducteurs),
en *avant* puis en *dedans* : *fascia lata,* comprenant le
muscle couturier dans son dédoublement *(m. satellite),*
croisant l'artère en écharpe, il se trouve
en dehors d'elle : au niveau du triangle de Scarpa,
en avant : à la pointe du triangle
en dedans : niveau du canal de Hunter,

elle se divise en DEUX BRANCHES :

   siège de la bifurcation de a. fémorale primitive est variable :

      se fait en moyenne à 4 cm. au-dessous de l'arcade crurale :

      fonction du point d'origine des circonflexes et non de la taille (Séb.),

         lorsque les circonflexes naissent de la fémorale primitive, le lieu de la
division est reporté à 10 ou 12 cm. sous l'arcade ;

         pour être sûr, le cas échéant, de lier la fémorale primitive, il faut toujours LIER HAUT, sous l'arcade (Farabeuf)

  mode de division variable :

    a. fémorale superficielle, continue la direction de la fémorale primitive,
occupe la *gouttière crurale,*

    a. fémorale profonde : elle peut naître :

      en arrière et un peu en dehors de la fémorale superficielle,

      sur le même plan qu'elle mais en dehors (Farabeuf),

         considérée par certains auteurs comme une *branche collatérale* du tronc
de l'artère fémorale,

         c'est l'*artère nourricière de la cuisse,* par opposition à la fémorale superficielle, artère de la jambe et du pied,

         nous l'étudierons avec les branches collatérales.

RAPPORTS : nous étudierons les rapports de l'a. fémorale primitive et de la fémorale
superficielle qui la continue, et nous envisagerons successivement ses :

    a) *rapports médials :* avec les *parois de la gouttière crurale,*

    b) *rapports immédiats* avec :

      1) *gouttière fémorali-vasculaire, gaine des vaisseaux,*

      2) *les éléments du paquet vasculo-nerveux, pris dans leur ensemble ;*

MÉDIATS : PAROIS DE LA GOUTTIÈRE CRURALE : ils *varient :*

  1° à la racine de la cuisse : anneau crural : elle répond à

    en avant : ARCADE CRURALE,

    en dehors : BANDELETTE ILIO-PECTINÉE,

    en arrière : CRÊTE PECTINÉALE, matelassée,

    en dedans : séparée b. libre du ligament de Gimbernat, qui limite l'anneau
crural à ce niveau par la VEINE FÉMORALE et le GANGLION DE CLOQUET plus en dedans,

      plus spécialement, elle occupe, pour :

        Poirier : *angle externe,* aigu,

        Dujarier : *angle postérieur,* obtus ;

  2° triangle de Scarpa : elle répond à

    en avant : téguments, constitués *de la superficie à la profondeur* par :

      PEAU :

      TISSU CELLULAIRE SOUS-CUTANÉ avec ses deux couches,

        c. superficielle : cellulo-adipeuse,

        c. profonde : cellulo-ganglionnaire (fascia superficialis),

        contenant :

          artérioles, veinules, crosse de la saphène,

          rameau nerveux,

          ganglions : l'artère est en rapport uniquement avec ganglions
des groupes supéro et inféro-externes,

FASCIA LATA : présentant :
aspect cribriforme : artifice de dissection pour Dujarier,
fosse ovale, avec repli d'Allan Burus, pour la crosse de la veine saphène, mais *en dedans de l'artère*,
en arrière : repose directement sur le plancher du triangle formé :
en dehors : M. PSOAS, dont l'artère suit exactement le bord interne, répondant à la *tête fémorale par son intermédiaire*,
en dedans : M. PECTINÉ :
latéralement : sans rapports directs avec les parois du triangle,
en dehors : m. couturier : oblique en bas et en dedans,
en dedans : m. moyen adducteur : oblique en bas et en dehors ;

3° tiers moyen de la cuisse : l'artère est en rapport :
en avant : M. COUTURIER qui la *croise* et la *recouvre* complètement,
en dehors : M. VASTE INTERNE,
en arrière et en dedans : M. MOYEN ADDUCTEUR ;

4° canal de Hunter : CANAL DES ADDUCTEURS,
triangulaire à sommet externe sur une coupe,
artère fémorale qui l'occupe est en rapport avec ses parois,
en avant et en dehors : M. VASTE INTERNE allant à la ligne âpre,
en dedans : PAROI SUPERFICIELLE DU CANAL : constituée par
fibres arciformes étendues de la corde des adducteurs à m. vaste interne,
présentant plusieurs orifices, contenant éléments variables :
supérieure : n. saphène, br. superf. de l'a. grande anastomotique,
inférieure : n. accessoire du saphène interne, veinules,
en arrière : paroi postérieure du canal,
constituée par le *plan des adducteurs* formé par :
en haut : MOYEN ADDUCTEUR : qui ne descend pas au-dessous du tiers moyen de la ligne âpre,
en bas : les deux FAISCEAUX MOYEN ET INFÉRIEUR DU M. GRAND ADDUCTEUR, allant :
f. moyen : à la ligne âpre,
f. inférieur : ligne de la bifurcation interne de la ligne âpre et au tubercule du 3° adducteur,
constituant avec des fibres qui lui proviennent du moyen adducteur la *corde des adducteurs*,
présentant *l'orifice de sortie de a. fémorale dev. poplitée* :
limité par : LES 2 FAISCEAUX DU GRAND ADDUCTEUR, d'une part, LE FÉMUR, d'autre part,
l'artère perfore là le plan des adducteurs (Farabeuf),
siégeant à quatre travers de doigt au-dessus du b. supérieur du condyle interne (Farabeuf) ;

IMMÉDIATS : nous envisagerons les rapports de l'artère avec sa
gouttière fémorali-vasculaire : gaine des vaisseaux
séparant le paquet vasculaire des parois de la gouttière crurale,

constituée de façon variable suivant les auteurs :

    a) *dédoublement du fascia lata* au bord interne du couturier en deux feuillets,

      l'un *superficiel*, passant en pont devant les vaisseaux, atteignant le b. antérieur du moyen adducteur,

      l'autre, *profond, rétro-vasculaire*, recouvrant les muscles psoas et pectiné, tapissés par leurs aponévroses, pour rejoindre le feuillet superficiel au b. antérieur du moyen adducteur,

    b) *le fascia lata ne se dédouble pas*, il passe directement devant les vaisseaux, allant du couturier au moyen adducteur, d'aspect différent suivant qu'on le considère :

    au tiers supér. de la cuisse : fascia cribriformis,

    à la partie moyenne : mince, sous le couturier,

    au 3e quart de la cuisse : paroi interne, renforcée, du canal de Hunter ; dont le bord supérieur se continue sans démarcation avec la portion sus-jacente du fascia lata ; dont le bord inférieur, au contraire, net, oblique en dehors, ménage, avec le bord externe du tendon du grand adducteur, un hiatus allongé, orifice inférieur du canal de Hunter,

    les aponévroses des muscles limitent les autres parois de la gouttière femorali-vasculaire,

contenant la GAINE CELLULEUSE *entourant les vaisseaux* ; ceux-ci étant séparés les uns des autres par des *cloisons* de champ : la cloison située entre l'artère et la veine est adhérente aux deux vaisseaux ; ainsi, *à l'intérieur de la gouttière femorali-vasculaire* se trouve constituées *trois loges* :

loge artérielle : externe,

loge veineuse : moyenne,

loge lymphatique : interne : canal crural de certains auteurs, ou mieux *infundibulum crural*, dont le sommet inférieur s'arrête au niveau de la *crosse de la saphène*, sans rapports directs avec l'artère ;

    envisagée dans son ensemble, on voit que la *gouttière femorali-vasculaire* :

    en haut : s'attache au pourtour de l'anneau crural, fermé d'autre part par le *septum crural*;

    au 1/4 supérieur de la cuisse : intimement accolée aux aponévroses des muscles profonds,

    aux 2/4 moyens : reprend son individualité (Picqué), libérée de ses adhérences avec les aponévroses profondes ; par contre, elle se *rétrécit* de plus en plus pour s'appliquer sur la *gaine celluleuse*, se perdant progressivement sur elle ;

paquet vasculo-nerveux : nous étudierons rapports de artère avec :

    veine :

    décrit le long du bord interne de l'artère un quart de spire, de sorte que :

      postérieure au niveau du canal de Hunter, elle devient *postéro-interne* au *tiers moyen* et franchement *interne* dans le triangle de *Scarpa* et sous l'arcade, *elle reçoit :*

en bas, dans le 1/4 inférieur :

canal veine collatéral, pré-artériel, gênant pour la ligature
(Farabeuf) ; parfois, veinules nombreuses contournant les
faces latérales de l'artère, satellites des branches de l'artère
grande anastomotique,

en haut, dans le 1/4 supérieur : *deux confluents :*

inférieur : v. collatérales de la fémorale profonde et de ses branches
croisant la face postérieure de l'artère,

supérieur : crosse de la saphène ;

lymphatiques :

troncs lymphatiques pré-vasculaires allant ganglions cruraux,

ganglions :

de l'infundibulum crural : sans rapport,

des confluents veineux supérieurs : rapprochés de l'artère ;

nerfs :

GÉNITO-CRURAL (branche crurale),

croise la face antér. de l'artère à la base du triangle de Scarpa, immédiatement en avant de l'embouchure de l'a. circonflexe iliaque
(repère),

OBTURATEUR ACCESSOIRE (inconstant),

derrière l'origine de l'artère fémorale,

CRURAL, en rapport avec l'artère par :

br. collatérales : n. de l'artère fémorale (Schuable), né dans la fosse
iliaque interne,

br. terminales : surtout :

musculo-cutané externe : uniquement par :

rameau cutané inférieur qui se divise en :

r. satellite de la veine saphène interne et en

r. satellite de l'artère fémorale, accessoire du n. saphène int.,
grêle, se terminant en perforant la paroi interne du canal
de Hunter, le plus souvent avec la branche superficielle
de l'art. grande anastomotique,

anastomosé avec le n. saphène interne, d'où son nom,

musculo-cutané interne : pénétrant dans la gaine vasculaire immédiatement au-dessous de l'anneau crural et se divisant en :

filets rétro-vasculaires : qui sont :

musculaires : r. du moyen adducteur, du pectiné,

cutanés : anast. avec n. saphènes,

filets pré-vasculaires, pouvant former avec les précédents
une anse nerveuse autour de l'artère,

difficiles à disséquer par suite de leur finesse et rapports,

saphène interne :

branche la plus profonde du crural, croisant la face profonde
du musculo-cutané interne.

en dehors de la gaine et parallèle à l'artère,
croisant superficiellement ses collatérales externes,
pénètre la gaine au 1/3 moyen,
décrit une hélice allongée autour de l'artère,
organe le plus superficiel de la gaine,
en dedans de l'artère, dans le canal de *Hunter,* qu'il perfore par
un orifice spécial,
en dehors et un peu en arrière de son accessoire dans la gaine,
quadriceps : calqué sur la disposition artérielle,
n. du vaste interne est seule proche de l'artère,
en dehors de la gaine : va jusqu'au canal de Hunter,
peut donner quelques filets rétro-artériels pour le muscle ;

PLEXUS PÉRI-FÉMORAL : *riche,* constitué par :
r. sympathique (symphatectomie péri-artérielle – Leriche),
r. anastomosés de : *r. de Schuable, r. des saphènes,* filet du *nerf obturateur.*

BRANCHES : nous étudierons les branches :

collatérales : nées le plus souvent de *l'artère fémorale primitive* :

A. SOUS-CUTANÉE ABDOMINALE :
née à un centimètre au-dessous de l'arcade crurale,
perfore rapidement l'aponévrose,
passe dans la région inguinale, allant en direction de l'ombilic,
anastomoses avec des rameaux des artères épigastriques, circonflexe,
iliaque, honteuses, lombaires,
accompagnées de 2 veines allant à la crosse de la saphène ;

A. CIRCONFLEXE ILIAQUE SUPERFICIELLE :
née souvent du tronc de l'a. sous-cutanée abdominale,
se dirige vers l'épine iliaque antéro-supérieure,
comprise souvent dans un dédoublement du fascia lata,
croise les rameaux du nerf fémoro-cutané ;

A. HONTEUSES EXTERNES : au nombre de deux :
supérieure : devant la veine, devient *sous-cutanée,* se dirigeant en dedans,
donnant des rameaux ascendants (orifice inguinal externe) et
rameaux descendants vers les bourses,
inférieure : sous la crosse de la v. saphène interne, sous-aponévrotique,
allant vers les bourses ou les grandes lèvres ;

terminales : il *faut envisager successivement* :

a. fémorale superficielle, ne donnant qu'une collatérale importante, en
dehors d'artères musculaires, assez grêles (sauf parfois une artère
accessoire du quadriceps), c'est :

A. GRANDE ANASTOMOTIQUE :
volumineuse, née de la face antéro-ext. de l'artère dans le canal
de Hunter :
elle se divise en *trois* branches :

superficielle :
perfore la paroi interne du canal de Hunter sous le m. couturier,
sort accompagnée par 2 veines et l'accessoire du nerf saphène interne,
devient l'artère satellite du nerf saphène interne, accompagnant sa branche jambière, après avoir abandonné un rameau à sa branche rotulienne,

profonde verticale :
accompagnant l'artère fémorale dans le canal de Hunter,
sort par un autre orifice de la paroi postérieure,
se ramifie sur la face interne du condyle interne,
s'anastomose avec artère articulaire supér. et interne,

profonde oblique :
se termine dans le m. vaste interne et le cul-de-sac synovial sous-quadricipital ;

a. fémorale profonde : a. de la cuisse, elle présente un volume variable, suivant les branches qui en naissent, sensiblement égal d'ailleurs à celui de la fémorale superficielle, derrière laquelle elle descend parallèlement :
passe d'abord *entre pectiné et moyen adducteur*, puis
glisse dans le plan des adducteurs entre :
en avant : le m. moyen adducteur,
en arrière : le m. petit adducteur, en haut,
le m. grand adducteur, au-dessous,
se termine en perforant le *faisceau moyen du m. grand adducteur* près de son *bord inférieur*, peut être considérée comme une troisième artère perforante,

donne des branches collatérales importantes :
A. CIRCONFLEXES : près de son origine, au nombre de deux :
a. *circ. antérieure* : passe entre m. droit antérieur et les m. vastes, se dirige en dehors, contourne le grand trochanter : s'anastomosant en arrière du col avec l'artère circonflexe postérieure,
a. *circ. postérieure* : passe entre le m. pectiné et le psoas, puis entre le col et le petit adducteur,
forme une courbe embrassant le col fémoral sous le tendon du muscle obturateur externe, c'est l'arcade sus et rétro-cervicale (Farabeuf),
après son anastomose avec la circonflexe antérieure, forme un arc vasculaire complet autour du col,
elle donne des rameaux :
ascendants : périostiques, acétabulaires, muscul.,
descendants : anast. avec les perforantes ;

A. DU QUADRICEPS :
née parfois de l'a. circonflexe antérieure (Poirier),
volumineuse, dirigée en bas et en dehors,
vascularise les quatre chefs du muscle,
satellite par ses rameaux des nerfs du quadriceps ;

A. PERFORANTES :
au nombre de trois, elles passent :
la première : entre les deux chefs du m. petit add., puis entre chefs supérieurs et moyen du grand,
la deuxième : contourne le bord infér. du m. petit add., traversant le faisceau moyen du grand à sa partie moyenne,
la troisième (de a. fémor. profonde), à 3 cm. au-dessus de l'orifice de a. poplitée, comme nous l'avons vu,
elles atteignent la face postérieure de la cuisse et se divisent là chacune en 3 *rameaux* :
r. moyen : transversal : pour les insertions à la ligne âpre du muscle vaste externe,
r. ascendant, r. descendant, anastomotiques avec leurs homologues : le supérieur avec la circonflexe postérieure, l'inférieur avec la poplitée,
constituant une longue anastomose verticale, parallèle au tronc du grand nerf sciatique, mais plus profonde.

ANASTOMOSES : *outre les multiples anastomoses des branches entre elles* : se font avec :
A. HYPOGASTRIQUE par ses *branches* :
obturatrice :
a. de la honteuse inférieure avec les art. funiculaires,
a. circonflexe postérieure et obturatrice, au niveau du col fémoral,
ischiatique, fessière, par :
cercle péri-fémoral supérieur,
axe vasculaire postérieur ;
A. ILIAQUE EXTERNE, par :
épigastrique : anast. à la *sous-cutanée abdominale* et
circonflexe iliaque profonde, anast..avec la *circ. iliaque superf.* ;
A. MAMMAIRE INTERNE, A. LOMBAIRES, etc. ;
A. POPLITÉE : par *cercle péri-fémoral inférieur*, cercle péri-articulaire du genou avec ses deux réseaux superficiels et profonds.

LIGATURE : par suite de la richesse des anastomoses, on comprend qu'elle soit *le plus souvent* sans gravité ; elle se pratique soit :
canal de Hunter : incision commençant ou finissant à 4 travers de doigts au-dessus du b. supér. du condyle interne :
premier repère : COUTURIER : recliné en dedans,
deuxième repère : CORDE DES ADDUCTEURS, tendue et vibrante,
troisième repère : N. SAPHÈNE, A. GR. ANAST. (br. superf.), sortant par orifice ;
pointe du triangle de Scarpa :
premier repère : b int. du COUTURIER : l'écarter en dehors,
deuxième repère : *vaisseaux dans leur gaine sous le doigt* ;
base du triangle de Scarpa :
premier repère : ARCADE CRURALE : incision un peu au-dessus d'elle, sur son milieu : il faut la mettre à nu et la rendre visible,
deuxième fascia cribriformis : incise sur la sonde cannelée,
aborder l'artère par sa face externe pour la dénuder,
charger de dedans en dehors.